La obesidad en la pobreza: un nuevo reto para la salud pública

Publicación Científica No. 576

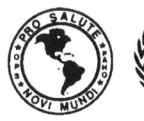 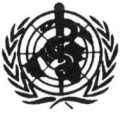

ORGANIZACIÓN PANAMERICANA DE LA SALUD
Oficina Sanitaria Panamericana, Oficina Regional de la
ORGANIZACIÓN MUNDIAL DE LA SALUD
525 Twenty-third St., N.W.
Washington, D.C. 20037, E.U.A.

Se publica también en inglés (2000) con el título:
Obesity and Poverty: A New Public Health Challenge
PAHO Scientific Publication 576
ISBN 92 75 11576 1

Catalogación por la Biblioteca de la OPS

Organización Panamericana de la Salud.
  La obesidad en la pobreza: un nuevo reto para la
salud pública.—Washington, D.C.: OPS, © 2000.
xii, 132 p.—(Publicación Científica No. 576)

ISBN 92 75 31576 0

I. Título   II. (serie)
1. OBESIDAD—epidemiología   2. POBREZA
3. SALUD PÚBLICA   4. AMÉRICA LATINA
5. REGIÓN DEL CARIBE

NLM WD210

La Organización Panamericana de la Salud dará consideración muy favorable a las solicitudes de autorización para reproducir o traducir, íntegramente o en parte, alguna de sus publicaciones. Las solicitudes y las peticiones de información deberán dirigirse al Programa de Publicaciones, Organización Panamericana de la Salud, Washington, D.C., Estados Unidos de América, que tendrá sumo gusto en proporcionar la información más reciente sobre cambios introducidos en la obra, planes de reedición, y reimpresiones y traducciones ya disponibles.

© Organización Panamericana de la Salud, 2000

Las publicaciones de la Organización Panamericana de la Salud están acogidas a la protección prevista por las disposiciones sobre reproducción de originales del Protocolo 2 de la Convención Universal sobre Derecho de Autor. Reservados todos los derechos.
  Las denominaciones empleadas en esta publicación y la forma en que aparecen presentados los datos que contiene no implican, por parte de la Secretaría de la Organización Panamericana de la Salud, juicio alguno sobre la condición jurídica de países, territorios, ciudades o zonas, o de sus autoridades, ni respecto del trazado de sus fronteras o límites.
  La mención de determinadas sociedades mercantiles o de nombres comerciales de ciertos productos no implica que la Organización Panamericana de la Salud los apruebe o recomiende con preferencia a otros análogos. Salvo error u omisión, las denominaciones de productos patentados llevan en las publicaciones de la OPS letra inicial mayúscula.

CONTENIDO

PRÓLOGO v

Introducción vii

Obesidad y condicionamientos económicos, socioculturales y ambientales

La obesidad en la pobreza: un problema emergente en las Américas 3
Manuel Peña y Jorge Bacallao

Aspectos socioantropológicos de la obesidad en la pobreza 13
Patricia Aguirre

Factores determinantes de la obesidad: opinión actual 27
Albert J. Stunkard

Patrones de actividad física en América Central 33
Benjamín Torún

La transición epidemiológica en países seleccionados: estudios de casos

Obesidad y pobreza: un desafío pendiente en Chile 47
Cecilia Albala y Fernando Vío

La transición epidemiológica en Cuba 57
Carmen Porrata, Arturo Rodríguez-Ojea y Santa Jiménez

La transición epidemiológica en el Brasil 73
Carlos Monteiro

Transición epidemiológica y demográfica: tipología
de los países de América Latina y el Caribe 85
Jorge Bacallao

Aspectos metodológicos para el estudio de la obesidad desde una perspectiva de salud pública

Cuestiones de interés para la vigilancia de la obesidad en salud pública:
prevalencia, incidencia y tendencias seculares 95
David F. Williamson

Indicadores antropométricos de la obesidad:
aspectos epidemiológicos y de salud pública para su establecimiento y empleo ... 103
John H. Himes

**Factores en la vida intrauterina y la adolescencia ligados
a la obesidad del adulto**

Deficiencia del crecimiento fetal e infantil, y obesidad y enfermedad
crónica en la edad adulta: importancia para América Latina 111
Dirk G. Schroeder y Reynaldo Martorell

La obesidad en la adolescencia 125
Manuel A. Amador

PRÓLOGO

Históricamente, en los países de América Latina y el Caribe la obesidad y el sobrepeso han sido subestimados como problemas de salud pública. Sin embargo, ambos muestran una tendencia innegable al incremento en la región, aunque sea difícil documentar la situación en cifras debido a la dispersión y a la poca representatividad de los estudios realizados. Durante mucho tiempo se ignoraron sus consecuencias negativas para la salud y, cuando se cobró conciencia del hecho, se lo interpretó como una realidad distante, solo válida para otros contextos socioeconómicos, e insignificante o secundaria frente a la desnutrición energeticoproteica y a otras deficiencias específicas asociadas con la pobreza.

Esa tendencia ascendente de la obesidad y el sobrepeso forma parte del proceso global de transición demográfica y epidemiológica que experimentan los países de la región. No obstante, la misma no debe ser interpretada como un signo externo concomitante con el fenómeno del desarrollo y, por lo tanto, como un mal menor que sobreviene cuando desaparecen otros males mayores. Si bien el término "transición" puede evocar nociones de cambio, sustitución e irreversibilidad en las transformaciones de los perfiles demográficos, socioeconómicos y epidemiológicos, es engañoso suponer que en los países de América Latina y el Caribe la obesidad es el mismo subproducto nocivo del exceso que caracteriza a las sociedades de ingresos altos.

También es falaz creer que la diferencia entre los rasgos que caracterizan al llamado proceso de "transición epidemiológica" en los países desarrollados y en desarrollo se debe a un simple fenómeno temporal por el cual los primeros entran antes al proceso. Además, es un error pensar que las acciones que algunos países ricos han emprendido para enfrentar los efectos adversos de la obesidad y el sobrepeso pueden copiarse o adaptarse: el problema es otro, esencialmente diferente y probablemente más grave en los países pobres.

La Organización Panamericana de la Salud se complace en presentar esta obra que contiene los aportes de un grupo de investigadores reconocidos del campo de las ciencias de la nutrición. El libro es el producto de un esfuerzo editorial orientado a caracterizar el problema de la obesidad, sus particularidades en el ámbito regional, sus tendencias y sus principales determinantes, y a señalar las líneas de investigación y acción más auspiciosas en el futuro inmediato.

Con el estímulo y apoyo a la elaboración y difusión de esta obra reafirmamos nuestro compromiso de ser consecuentes con la concepción integradora de los hechos, la información, la investigación, el conocimiento y la acción. Si este mensaje alcanza tanto a la comunidad científica como a quienes toman las decisiones, se habrán cumplido los objetivos que inspiraron su publicación.

George A. O. Alleyne
Director

INTRODUCCIÓN

En este libro se presenta un panorama actualizado de la prevalencia del exceso de peso y la obesidad en los países de América Latina y el Caribe, sus efectos adversos a mediano y largo plazo, y las implicaciones desde el punto de vista de la planificación de acciones de salud pública. Se analizan asimismo las características propias que tiene en esos países el proceso mundial de transición nutricional relacionado, a su vez, con los procesos de transición demográfica y epidemiológica.

En el proceso de transición epidemiológica coexisten las más diversas manifestaciones del cuadro de morbimortalidad: enfermedades crónicas no transmisibles, enfermedades infecciosas, enfermedades emergentes y reemergentes, violencia, adicción y enfermedades asociadas al deterioro del medio ambiente. En ese contexto, el incremento de la obesidad y el exceso de peso que se observa en la región se superpone con un factor de riesgo adicional que difiere de los factores de riesgo tradicionales en los países desarrollados: la persistencia o el aumento de las desigualdades e inequidades en salud.

Las cuatro partes que integran esta publicación no pretenden agotar la complejidad del problema regional, sino presentar sus condicionamientos económicos, socioculturales y ambientales, y describir las características peculiares de la transición epidemiológica en algunos países seleccionados de las Américas. Asimismo, plantean algunos aspectos metodológicos para el estudio de la obesidad desde la perspectiva de la salud pública, y señalan la relación entre ciertos factores de la vida intrauterina y de la adolescencia que pueden vincularse con la obesidad en el adulto.

En la primera parte, el artículo de Manuel Peña y Jorge Bacallao ubica la obesidad en el contexto de la transición demográfica, epidemiológica y nutricional en América Latina y el Caribe. Con un enfoque de promoción y prevención de la salud, los autores proponen que la vigilancia de la obesidad sea el fundamento de una estrategia para enfrentar la creciente prevalencia de las enfermedades crónicas no transmisibles asociadas a la nutrición, tendencia que se presenta como resultado de la transición mencionada. Los autores destacan que el aumento de la prevalencia de obesidad no debe interpretarse como signo de la transición hacia el desarrollo y que la obesidad no debe considerarse solo como un trastorno originado en un desequilibrio energético, sino como un trastorno nutricional que puede coexistir con el déficit de micronutrientes y otras enfermedades carenciales, sobre todo en los grupos socioeconómicos más desprotegidos. En consecuencia, plantean que existen "varias obesidades", con probables diferencias en los patrones geográficos, étnicos y culturales, cuya comprensión debe reflejarse en la investigación, la formulación de políticas y la toma de decisiones.

El artículo de Patricia Aguirre aborda los aspectos socioantropológicos de la obesidad en la pobreza: los hábitos alimentarios y la predisposición a la obesidad se generan mediante un proceso de interrelación permanente con las condiciones sociales, y dependen más de la influencia de los factores económicos que de la educación nutricional, porque los alimentos se eligen en función de su precio, el nivel de saciedad que provocan y la situación de la economía familiar. La autora señala que en la Argentina existe un mecanismo de protección familiar de los miembros más vulnerables de la familia que, en términos generales, reciben una dieta más balanceada y adecuada a sus requerimientos a expensas de la dieta de la madre de familia. Otro aspecto importante en la prevalencia de la obesidad en las mujeres de situación socioeconómica baja es el condicionamiento de género. La impronta cultural hace a la mujer víctima de un proceso de segregación urbana que reduce su espacio vital y sus fuentes de estímulos culturales y, a la vez, disminuye el valor social de su cuerpo pues la condena a la procreación como único rol social.

Albert J. Stunkard analiza la influencia relativa de los factores genéticos, socioeconómicos y culturales en la obesidad e interpreta los estudios que calculan la contribución de los factores hereditarios y ambientales a la obesidad. También incorpora una revisión de trabajos que fundamentan la existencia de una asociación inversa entre la condición socioeconómica y la prevalencia de la obesidad en las mujeres. El autor toma como referencia la gran cantidad de estudios realizados en mujeres, hombres y niños, tanto en países desarrollados como en desarrollo, en donde los condicionamientos socioeconómicos y culturales de la obesidad son diferentes. Como corolario plantea la necesidad de estudiar la relación entre la condición socioeconómica, los procesos de aculturación y los efectos generacionales, y la prevalencia de la obesidad.

En el artículo sobre los patrones de actividad física en América Central, Benjamín Torún describe el efecto de la urbanización y la industrialización sobre los modos de vida de las poblaciones rurales. Las presiones económicas y los incentivos que promueven la migración hacia las periferias urbanas (más centros de salud, escuelas y canales de comunicación, y más tiempo libre para actividades recreativas) determinan un aumento del riesgo de obesidad. Una población que antes de emigrar desarrollaba una gran actividad física asociada a la producción agrícola, pasa a convertirse en una población urbana marginal que realiza un reducido trabajo físico, consume una dieta no equilibrada rica en grasa y con gran densidad energética, incrementa la ingestión de bebidas alcohólicas y bebidas dulces, y adopta un modo de vida sedentario. A partir de la hipótesis de que en el ser humano existe una tendencia natural a mantener el equilibrio energético, el autor indica que los cambios que promueven hábitos alimentarios inadecuados y desestimulan la actividad física crean condiciones favorables para el aumento del riesgo de obesidad y de otras morbilidades asociadas.

La segunda parte de la publicación comprende cuatro artículos que describen la transición epidemiológica en Chile, Cuba y el Brasil, así como la propuesta para una tipología de los países de América Latina y el Caribe según las características de la etapa de transición demográfica y epidemiológica en que está cada uno.

En el artículo sobre la transición epidemiológica en Chile, Cecilia Albala y Fernando Vío analizan los factores socioeconómicos, demográficos y epidemiológicos, y los modos de vida relacionados con la obesidad en Chile; asimismo, describen las características de los factores de riesgo de las enfermedades crónicas de origen nutricional. Los autores afirman que, como consecuencia de la transición nutricional ocurrida en Chile en menos de 20 años, las enfermedades cardiovasculares pasaron a ser la primera causa de muerte y las que contribuyen con el mayor porcentaje a la carga global nacional de enfermedad. Debido al incremento del consumo total de grasas, a la disminución del consumo de antioxidantes, a las deficiencias de micronutrientes esenciales y al sedentarismo, la obesidad y las hiperlipidemias aumentaron de modo alarmante, en particular en los niños pequeños y las embarazadas y, sobre todo, en los grupos de ingresos más bajos. Se concluye que es imperativo intervenir en forma activa para reducir los factores de riesgo de origen nutricional de las enfermedades crónicas y que, para evitar el peligro de una verdadera epidemia de esas enfermedades, se deben aplicar medidas de prevención primaria desde la infancia, centradas en torno a acciones que fomenten el cambio de los modos de vida.

Carmen Porrata, Arturo Rodríguez-Ojea y Santa Jiménez describen las características de la transición epidemiológica en Cuba durante los últimos decenios y destacan los aspectos alimentarios y nutricionales asociados a la misma. Comienzan con un análisis de las características socioeconómicas de la población, su nivel de educación, el acceso a los servicios comunitarios y de salud, la dinámica de la comercialización de los alimentos, la disponibilidad y las tendencias del consumo de alimentos, la lactancia materna, los hábitos alimentarios y el perfil de morbimortalidad. A continuación, exponen los efectos de los cambios económicos que tuvieron lugar como consecuencia de la desaparición de la Unión de las Repúblicas Socialistas Soviéticas y del campo socialista de Europa del este. Ubican a Cuba en una etapa avanzada de la transición epidemiológica, similar a la de los países desarrollados pero con mayor retraso económico. Los autores consideran que la prevalencia de obesidad es elevada para ambos sexos. Los patrones alimentarios inadecuados, el sedentarismo, la influencia cultural en la estimación positiva del sobrepeso y el desconocimiento de principios nutricionales adecuados serían algunos de los factores que determinan esa alta prevalencia. Proponen, en consecuencia, un enfoque integral de la atención primaria que dé prioridad a la promoción de la salud y la participación comunitaria para abordar los factores de riesgo de la obesidad, tomar medidas preventivas y realizar diagnósticos precoces.

Carlos Monteiro presenta los resultados de su investigación sobre algunos aspectos de la transición nutricional en el Brasil durante los últimos decenios. La prevalencia de niños desnutridos disminuyó 60% en todos los estratos socioeconómicos y la prevalencia de la obesidad infantil, relativamente baja en el país, se mantuvo invariable. La proporción de adultos desnutridos también se redujo de modo considerable, pero la proporción de adultos obesos casi se duplicó. Los cambios también reflejan que se mantiene la fuerte relación inversa entre el ingreso familiar y la prevalencia de desnutrición y el aumento de la frecuencia de obesidad en las familias más pobres. También se observa un cambio en la relación entre el ingreso familiar y el índice de masa corporal en las mujeres. Los cambios favorables en la alimentación no parecen haber sido una consecuencia de la toma de conciencia de la población sobre los beneficios de un régimen alimentario saludable, sino de la oferta y de los precios relativos de los alimentos. La mayor laguna de información se refiere a las pautas de actividad física de la población, de gran importancia para explicar el aumento de la obesidad. El autor destaca que el proceso de transición nutricional en el Brasil debe tenerse en cuenta para establecer las prioridades y estrategias de acción que se formulan en el campo de la salud pública: se deben incorporar en forma definitiva la prevención y el control de las enfermedades crónicas no transmisibles y la educación sobre alimentación y nutrición para todos los estratos socioeconómicos, así como promover la oferta de alimentos saludables y el acceso a los mismos.

En su propuesta de una tipología de los países de América Latina y el Caribe en el contexto de la transición epidemiológica y demográfica, Jorge Bacallao expone e interpreta los resultados de un análisis exploratorio sobre indicadores demográficos y epidemiológicos en 22 países de América Latina y el Caribe. El análisis se orienta hacia la construcción de una tipología de países que podría usarse para formular una estrategia de investigación de las tendencias y los factores determinantes de los cambios en los perfiles de salud. Los elementos más importantes de la tipología serían dos ejes de clasificación (el primero que oponga a los países con prevalencia alta de enfermedades infecciosas a los que tienen prevalencia alta de enfermedades crónicas no transmisibles, y el segundo que separe a estos últimos según el mayor o menor predominio de las enfermedades cardiovasculares y su evolución dentro de los últimos 10 a 20 años); una clasificación en tres grupos según la etapa de transición demográfica y epidemiológica en que se encuentren los países, y un análisis de esa clasificación que demuestre la existencia de fases o ritmos diferentes de transición.

La tercera parte de la obra incluye dos artículos sobre los aspectos metodológicos que se deben tener en cuenta para estudiar la obesidad desde la perspectiva de la salud pública. El trabajo de David F. Williamson explica las mediciones básicas de la presencia de una enfermedad que son indispensables para la vigilancia de la obesidad: la prevalencia, la incidencia y las tendencias seculares. El autor realiza un análisis comparado para la aplicación de esos tres indicadores y, a partir de la conocida relación funcional entre ellos, desarrolla procedimientos de cálculo de la incidencia y la duración media de la obesidad y destaca la necesidad de conocer las tendencias seculares o cambios temporales en la prevalencia empleando diseños longitudinales o de cohorte.

John J. Himes afirma en su artículo que la elaboración de indicadores antropométricos apropiados para la obesidad plantea tres interrogantes críticos: el objetivo concreto de identificar a las personas obesas o con exceso de peso, la selección de un indicador antropométrico y la elección de un punto de corte óptimo para dicho indicador. Los objetivos deben prestar atención al nivel de análisis (individual o poblacional), al uso (tamizaje, evaluación de la prevalencia o evaluación de programas) y a las medidas previsibles vinculadas a la obtención de la información. La selección del indicador debe considerar el objetivo, los atributos intrínsecos del indicador (sensibilidad, especificidad y valor predictivo) y los factores prácticos de su obtención en el entorno sociocultural concreto. Por último, la elección del punto de corte óptimo dependerá del objetivo y del atributo del indicador al que se le conceda mayor importancia en función del objetivo (especificidad y valor predictivo positivo). Además, la elección del punto de corte con propósitos de tamizaje debe ajustarse a los recursos disponibles para la intervención.

La última parte de la publicación presenta dos trabajos. En el primero, Dirk G. Schroeder y Reynaldo Martorell analizan la llamada hipótesis de la programación o del origen fetal de las enfermedades crónicas y de la obesidad en el contexto de la transición epidemiológica y nutricional de los países de América Latina. Sugieren que, si se confirmara, la hipótesis aportaría pistas valiosas para explicar y anticipar los efectos a largo plazo de la transición epidemiológica y nutricional. Aunque hasta el momento las pruebas son menos concluyentes en el caso de la obesidad que en el caso de la hipertensión, la diabetes y otros factores de riesgo de enfermedad cardiovascular, ello podría deberse a problemas metodológicos asociados a las dificultades intrínsecas del control de las variables de confusión para la confirmación empírica de la hipótesis en el caso de la obesidad. Sin embargo, si la hipótesis se confirmara habría que esperar un incremento impresionante de la prevalencia de enfermedades cardiovasculares durante las próximas décadas, al que también contribuirían los cambios alimentarios y de los modos de vida. Ante esta posibilidad, se debe conceder la más alta prioridad a la formulación de estrategias efectivas para proveer una adecuada nutrición durante la vida fetal y la infancia temprana, y para prevenir la obesidad y otros factores de riesgo de enfermedades cardiovasculares en el adulto.

Manuel A. Amador divide su artículo en tres secciones: los cambios en la adiposidad y en la distribución de la grasa durante la pubertad; las características del adolescente obeso, y la reducción de los riesgos de obesidad y de la morbilidad asociada en el adulto. En la primera sección, el autor presenta varios hallazgos sobre los cambios producidos en la grasa corporal y en el proceso de crecimiento en cada estadio de la maduración sexual. Uno de los hallazgos es la capacidad predictiva del índice de masa corporal (IMC) con respecto a la talla alcanzada a los 14 años y al proceso de maduración. Las pruebas de la interacción entre el crecimiento y la maduración durante la pubertad indican que deben tenerse en cuenta esos procesos de crecimiento y maduración para diseñar cualquier intervención dirigida al adolescente obeso. La segunda sección fundamenta la tesis de que la obesidad puede estar relacionada con algunas otras carencias específicas y reafirma la importancia de caracterizar a cada individuo para manejar su caso en forma adecuada. En la última sección se analiza el valor predictivo de la obesidad en la niñez con relación a la obesidad del adulto. El autor propone algunas medidas que deben considerarse en la adolescencia para reducir o prevenir los riesgos asociados con la obesidad en la edad adulta.

Si bien esta obra no agota el problema de la obesidad en la pobreza, intenta informar y mantener el interés activo del público en general, los investigadores, estudiantes, comunicadores y políticos responsables de planificar y ejecutar actividades encaminadas a promover la salud y el bienestar de toda la población.

Manuel Peña y Jorge Bacallao

Obesidad y condicionamientos económicos, socioculturales y ambientales

LA OBESIDAD EN LA POBREZA: UN PROBLEMA EMERGENTE EN LAS AMÉRICAS

Manuel Peña[1] y Jorge Bacallao[2]

CAMBIOS ECONÓMICOS Y SITUACIÓN NUTRICIONAL

La década de 1980 fue adversa para el crecimiento económico en América Latina y el Caribe. Las condiciones de inequidad entre los grupos sociales, caracterizada por una distribución muy desigual del ingreso, se agravaron con la aplicación de medidas de estabilización que contribuyeron a aumentar la pobreza y sus formas extremas. Las migraciones de los pobladores rurales hacia las periferias urbanas y de los países más pobres hacia otros en mejor situación, generaron cambios importantes en las condiciones y el modo de vida de dichos grupos. Por ejemplo, en 1983 hubo más de 917.000 desplazados y refugiados por los conflictos armados en América Central (*1*).

Las transformaciones sociales, económicas y demográficas ocurridas durante los dos últimos decenios coincidieron con modificaciones del perfil epidemiológico y de los patrones alimentarios (*2*) y de actividad física en la región. Los procesos de transición demográfica, epidemiológica (*3, 4*) y nutricional exhiben rasgos propios en cada país, asociados al momento del inicio y a la velocidad de los cambios. Esa heterogeneidad concuerda con los distintos modelos descritos por Omran (*4, 5*).

Una característica global de la transición epidemiológica en América Latina y el Caribe es el aumento de la expectativa de vida y la reducción de las tasas de mortalidad en diferentes grupos de edad para la mayoría de las enfermedades infecciosas. El uso de las sales de rehidratación oral, la planificación familiar y el éxito de las campañas de inmunización masiva, entre otras tecnologías, han desempeñado un papel decisivo en la reducción de la mortalidad, especialmente durante los primeros años de vida. Sin embargo, el hecho de que algunas enfermedades infecciosas todavía persisten o reemergen plantea retos nuevos para la salud pública.

A pesar de la reducción global de la prevalencia de desnutrición energeticoproteica (*6*), en América Latina y el Caribe, en 1995 había alrededor de 6 millones de niños menores de 5 años con déficit de peso para la edad. Esa cifra (11% de la población de ese grupo de edad) (*7*) es una de las manifestaciones más visibles de la pobreza. En la Figura 1 se observa que el déficit de talla para la edad debido a una nutrición insuficiente, asociado a episodios infecciosos frecuentes y prolongados y a un medio ambiente desfavorable, es la manifestación antropométrica más común de la deficiencia nutricional en la región (*8*).

---
[1]Representación de la OPS/OMS, Kingston, Jamaica.
[2]Instituto Superior de Ciencias Médicas, La Habana, Cuba.

FIGURA 1. Porcentaje de prevalencia de bajo peso para la edad, talla para la edad y peso para la talla en preescolares, 1987–1996.

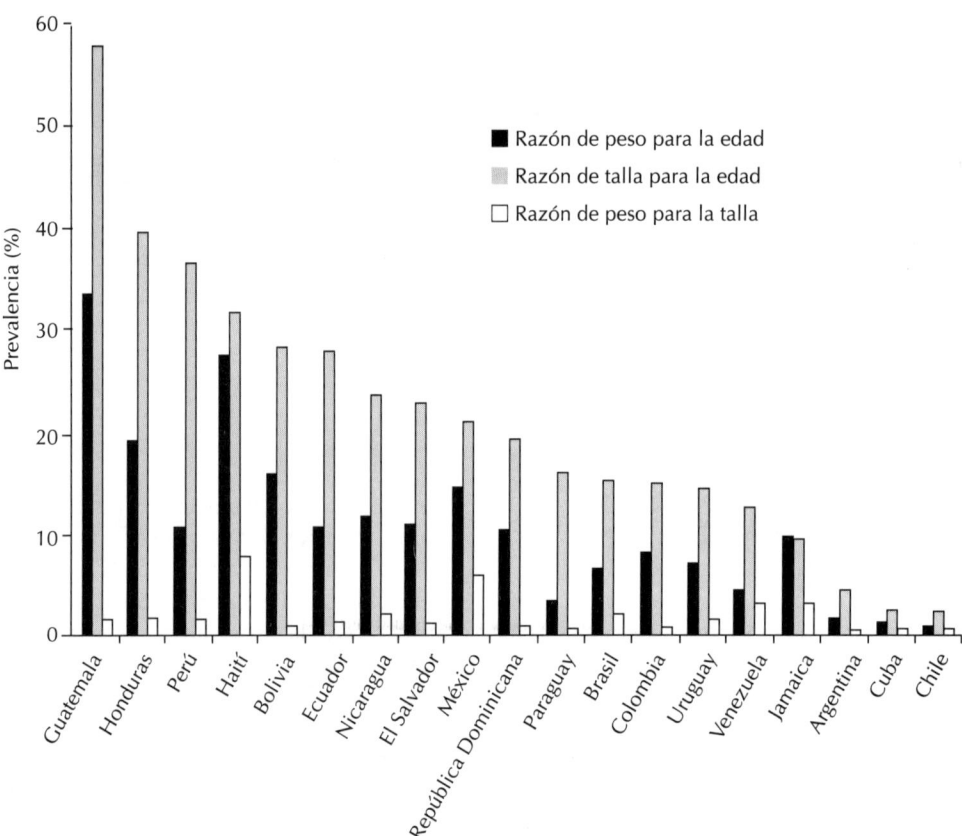

Las deficiencias de micronutrientes (hierro, yodo y vitamina A) constituyen también problemas nutricionales relevantes. La deficiencia de hierro y sus consiguientes efectos sobre la capacidad física, funcional e intelectual afecta a la mayor parte de los niños de áreas pobres en América Latina y el Caribe. Se estima que 45% de los niños entre 6 y 23 meses de edad, 30% de los niños preescolares y escolares, 20% de las mujeres no embarazadas y 35% de las mujeres embarazadas (9) sufren de algún grado de anemia por deficiencia de hierro. En 1997 se estimó que 25% de los niños menores de 5 años en América Latina sufren de deficiencia subclínica de vitamina A (10) (promedio ponderado de la prevalencia media en los países con información disponible), lo que contribuye a la alta incidencia de enfermedades infecciosas.

LA OBESIDAD: UN PROBLEMA EN AUMENTO

En muchos países de América Latina y el Caribe se notificó un aumento notable de la prevalencia del exceso de peso (IMC[3] de 25 a

---

[3] IMC = índice de masa corporal: es el cociente entre el peso (kg) y la estatura^2 (m).

29 kg/m^2) y la obesidad (IMC ≥30 kg/m^2). Por ejemplo, en Chile, 3,7% de los niños menores de 6 años están por debajo de una desviación estándar de la mediana del peso de referencia establecido por el Centro Nacional de Estadísticas de Salud de los Estados Unidos de América (NCHS) y la proporción de quienes se ubican por encima de esa desviación es de 21,6%. Esos valores reflejan un notable desplazamiento hacia la derecha en la distribución del indicador peso para la edad (*11*).

Las encuestas de hogares realizadas en el Brasil de 1974 a 1975 y durante 1989 (*12*) mostraron un aumento notable de sobrepeso entre esos dos períodos en todos los intervalos de edad entre 18 y 65 años, tanto en mujeres como en hombres. La tendencia ascendente se confirma en un informe de 1996 (*13*) que indica una prevalencia de sobrepeso aun mayor. En São Paulo, Brasil, en un estudio de 535 familias (2.411 individuos) de una población urbana marginal (*14*) se observó que 30% de los niños presentaban un déficit relativo de estatura, y que 5,8% de los varones y 6,8% de las niñas tenían exceso de peso; además, 9% de los miembros adultos de las familias eran obesos. Esos hallazgos demuestran la coexistencia de la malnutrición y la obesidad en el mismo escenario.

Los resultados de la encuesta ENDES realizada en el Perú en 1996 (*15*), en la que se examinó a 9.600 mujeres que habían dado a luz por lo menos un niño durante los cinco años precedentes, mostraron un IMC de 25,1 (± 3,8 kg/m^2). También se estimó que 34,5% de las mujeres tenían un IMC de 25 kg/m^2 a 29,9 kg/m^2, y que 9,4% tenían un IMC de más de 30 kg/m^2. El IMC promedio en la zona metropolitana de Lima fue de 25,8 kg/m^2. Los estudios diacrónicos realizados en Costa Rica y Panamá también muestran un aumento de la prevalencia de obesidad en los adultos (*16*).

El Cuadro 1 muestra la prevalencia de exceso de peso y de obesidad en mujeres de varios países de América Latina y el Caribe con base en las encuestas de demografía y salud (Demographic and Health Surveys–DHS) patrocinadas por la Agencia de los Estados Unidos de América para el Desarrollo Internacional (AID) (*17*).

ESTUDIOS SOBRE LA OBESIDAD

La obesidad es una pandemia actual cuyo estudio como tema prioritario de la salud pública se justifica por las razones siguientes:

- Es un factor de riesgo de varias enfermedades crónicas no transmisibles asociadas a la nutrición (ECNT), algunas de las cuales son causas importantes de muerte en la Región, por ejemplo, la enfermedad isquémica del

CUADRO 1. Prevalencia de exceso de peso y de obesidad en mujeres de 15 a 49 años de edad en países de América Latina y el Caribe.

País/Año	Tamaño de la muestra	IMC^a/DE^b	Exceso de peso (25–29,9 kg/m^2) %	Obesidad (–30 kg/m^2) %
Bolivia/1994	2.347	24,3/3,7	26,2	7,6
Brasil/1996	3.158	24,0/4,3	25,0	9,7
Colombia/1995	3.319	24,5/4,0	31,4	9,2
Guatemala/1995	4.978	24,2/3,9	26,2	8,0
Haití/1994–1995	1.896	21,2/3,4	8,9	2,6
Honduras/1996	885	23,5/4,7	23,8	7,8
México/1987	3.681	23,7/4,3	23,1	10,4
Perú/1996	10.747	25,1/3,6	35,5	9,4
República Dominicana/1996	7.356	24,3/4,9	26,0	12,1

^{a}IMC = índice de masa corporal.
^{b}DE = desviación estándar.
Fuente: Martorell R, et al. (*17*).

corazón, la diabetes mellitus no insulinodependiente o de tipo II (DMNID), la hipertensión arterial, algunos tipos de cáncer, la osteoartritis y la osteoporosis, entre otras.
- Las medidas para prevenir la obesidad, especialmente las que tienden a mejorar la calidad de la alimentación e incrementar la actividad física sistemática, coinciden en gran parte con las medidas para prevenir otras ECNT.
- La obesidad es un indicador útil para la vigilancia porque es fácil detectarla mediante las mediciones antropométricas tradicionales.

Desde el punto de vista antropométrico, la distribución de la grasa, la cantidad total o proporción de grasa y el peso corporal, en ese orden, tienen una gran capacidad explicativa como factor de riesgo adicional de las ECNT. Según datos de la segunda encuesta de salud y nutrición de los Estados Unidos (NHANES) (18), las personas obesas entre 20 y 75 años de edad tienen un riesgo relativo 2,9 veces mayor de enfermar de DMNID que las personas de peso normal. La misma encuesta muestra que ese riesgo relativo es de 3,8 para los obesos de 45 a 75 años, y de 2,1 para los de 20 a 25 años. La encuesta también señala la importancia del tipo de distribución de la grasa corporal. Pi–Sunyer (19), se refirió al efecto de la reducción de peso sobre la disminución de la morbilidad y la mortalidad de individuos diabéticos y recomendó que los valores de IMC no fueran superiores a 25 kg/m^2. Must (20) afirma que el riesgo de sufrir trastornos de salud a lo largo del ciclo vital se duplica en los individuos que tuvieron exceso de peso en la niñez, y que los riesgos son mayores si el exceso de peso se mantuvo durante la adolescencia. Meisler y St. Jeor (21) consideran que el exceso moderado de peso también se asocia a una mortalidad alta durante la vida adulta. Los datos del estudio de Framingham (22) muestran que el exceso de peso incrementa en forma notable la frecuencia de las ECNT. Después de 26 años de seguimiento longitudinal se observó que el aumento de una desviación estándar de peso relativo se asociaba con una mayor frecuencia de trastornos cardiovasculares: 15% en las mujeres y 22% en los hombres.

Existen sugerencias específicas de "peso saludable" o recomendable para prevenir las ECNT; entre otras, las cardiovasculares (22) y la DMNID (19). También se ha demostrado que hay asociación entre la reducción de peso y la mejoría en ciertos parámetros clínicos; sin embargo, no se dispone de datos confiables para hacer recomendaciones en enfermedades como la hipertensión (23) y el cáncer de colon (24). Asimismo, hay unanimidad sobre la necesidad de estudiar con más profundidad el exceso de peso en niños y ancianos antes de poder hacer recomendaciones específicas sobre un "peso ideal" (25). La promoción de comportamientos alimentarios adecuados y la práctica regular de ejercicio físico, en concordancia con las realidades económicas, sociales y culturales, es un recurso importante para prevenir la obesidad en cualquier edad.

La obesidad como marcador de riesgo de las ECNT asociadas a la nutrición

En comparación con las enfermedades relacionadas con otras condiciones ambientales y con las que tienen origen genético, las ECNT asociadas a la nutrición representan un porcentaje muy alto de todas las ECNT. La obesidad, en particular el exceso de peso, puede ser un marcador muy útil para las acciones de vigilancia por su sensibilidad y porque el tamizaje y la detección de sujetos en riesgo son procedimientos de fácil aplicación y bajo costo. Cualquier otra condición más específica sería, sin duda, mucho más costosa y difícil de detectar.

Con fines epidemiológicos, la obesidad se evalúa por medio de técnicas antropométricas, habitualmente la medición del peso y la altura, y el empleo de referencias y puntos de corte establecidos. La medición de esas variables requiere una tecnología sencilla y de bajo costo relativo que permite saber si existe una asociación alta con los factores de riesgo de la obesidad y otras ECNT (25). Además, el entrenamiento para realizar las mediciones es más simple que el necesario para aplicar las técnicas diagnósticas para evaluar otras ECNT. Por ejemplo, para detectar la hipertensión arterial se debe utilizar el esfigmomanómetro y el sujeto debe cumplir con condiciones mínimas de reposo y relajación; en el caso de la DMNID, se utilizan técnicas bioquímicas, se debe preparar al sujeto y observar las normas de conservación de las muestras.

Prevención de la obesidad y las ECNT

Las acciones de prevención de la obesidad coinciden con muchas de las que se realizan para prevenir la mayoría de las ECNT: deben comenzar desde la concepción y continuar a lo largo de todo el ciclo vital. Así, la nutrición adecuada de la embarazada permite evitar la desnutrición intrauterina y sus consecuencias en el futuro (26), y la alimentación exclusiva del lactante con leche materna durante el primer cuatrimestre de vida y una adecuada alimentación complementaria en los 12 meses siguientes hasta incorporarlo a la dieta familiar, establece las bases para evitar futuros trastornos asociados a la nutrición. Posteriormente, un régimen adecuado de alimentación y actividad física sistemática son dos elementos claves para prevenir la mayoría de las ECNT.

A partir de los 4 años de edad debe reducirse la contribución relativa de las grasas como fuente energética, controlar la calidad de las grasas de consumo mediante la reducción de ácidos grasos saturados y el aumento relativo de consumo de ácidos grasos poliinsaturados (omega-3) y monoinsaturados cis, reducir el consumo de carbohidratos simples y aumentar el consumo de los complejos, aumentar el consumo de fibra, reducir el de sodio y satisfacer en forma sistemática las necesidades de todos los nutrientes esenciales. El beneficio de la práctica regular de actividad física no solo permite mantener un balance energético adecuado sino que tiene efectos favorables sobre los sistemas circulatorio, respiratorio, endocrino y osteomuscular, entre otros (27, 28).

OBESIDAD Y CONDICIONES SOCIOECONÓMICAS

Las asociaciones de la desnutrición y las enfermedades transmisibles con la pobreza, y de la obesidad y las enfermedades crónicas con el bienestar económico, ya no tienen vigencia en los países desarrollados y se reducen diariamente en los países en desarrollo de la región (29). En las áreas metropolitanas periféricas urbanas es común que haya en las familias un padre hipertenso, obeso o no, de baja talla y con probables antecedentes de desnutrición, una madre anémica, probablemente obesa y de estatura baja, e hijos que padecen procesos infecciosos frecuentes y tienen retraso del crecimiento.

En 1989, Sobal y Stunkard (30) hicieron una amplia revisión de 144 publicaciones que relacionaban el estado socioeconómico con la obesidad. Treinta estudios de mujeres de países desarrollados encontraron una relación directa entre esos factores, 28 estudios hallaron una relación inversa y dos no encontraron ninguna relación. En el caso de los hombres, 12 estudios hallaron una relación inversa, 11 una relación directa y 3 no encontraron ninguna relación. Contrariamente, los estudios realizados en países en desarrollo encontraron una relación directa entre la obesidad y la condición socioeconómica (CSE), tanto en hombres como en mujeres (Figura 2). Si bien la heterogeneidad de indicadores y puntos de corte empleados para calificar la obesidad y caracterizar la condición socioeconómica constituye una limitación de esos estudios, las tendencias son elocuentes.

En estudios realizados en la década de 1980 en la región metropolitana de Santiago, Chile, se encontró que 5% de la población masculina y 28% de la femenina era obesa (los valores del peso para la estatura fueron 120% más altos que el valor de referencia) (31). La estratificación de la muestra de acuerdo con la condición socioeconómica permite advertir que la obesidad es más frecuente en los sectores socioeconómicos más pobres. Por su parte, Monteiro et al. (32) analizaron dos muestras diacrónicas de

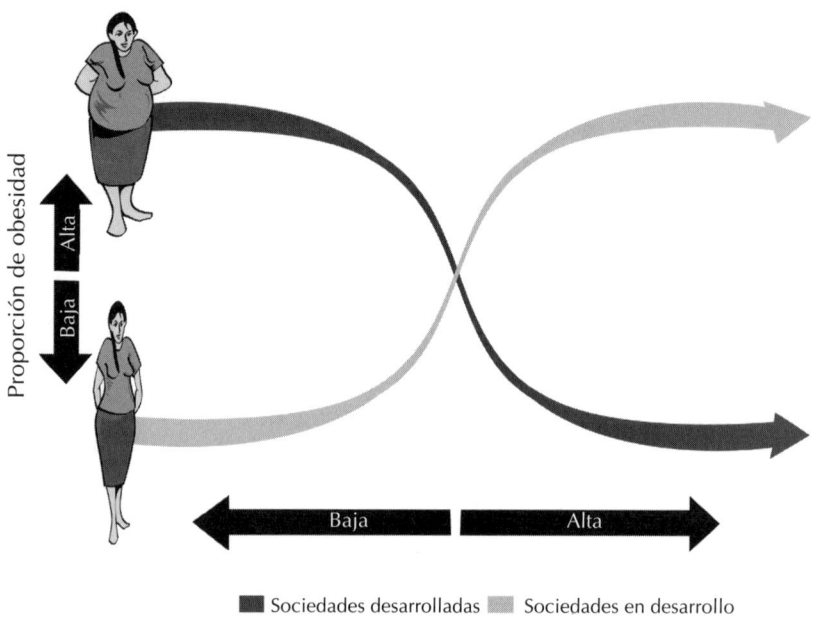

FIGURA 2. Asociación entre obesidad y condición socioeconómica (CES).

nivel nacional en el Brasil y notaron que hubo un aumento de la obesidad en los grupos de nivel socioeconómico más pobre en un período de 15 años. Trabajando con los mismos datos, Sichieri et al. (*12*) mostraron que, durante el mismo período, disminuyó la proporción de mujeres con bajo peso y aumentó la proporción de hombres y mujeres con exceso de peso. En un documento del Instituto de Alimentación citado en el informe del Uruguay a la Conferencia Internacional sobre Nutrición celebrada en Roma en 1992, Bove, Severi y González señalaron una mayor proporción de obesidad entre las mujeres de nivel socioeconómico bajo (37,6%) que entre las mujeres de niveles altos (33) y, al considerar los factores relacionados con el género, las mayores diferencias también se registraban en los niveles bajos. En otro estudio realizado en comedores populares de los barrios pobres de un distrito del área metropolitana de Lima se encontró una asociación directa entre la obesidad y la CSE: la prevalencia de exceso de peso y de obesidad entre las mujeres fue de 32,6% y 13,1%, respectivamente (*33*).

Es muy difícil establecer conclusiones definitivas sobre la asociación entre la obesidad y la CSE por dos razones. Por un lado, la asociación puede variar de un país a otro o de una región a otra en el mismo país; por el otro, la asociación puede quedar disimulada por factores culturales, ecológicos o sociales. En algunos países de la Región de las Américas, la asociación entre obesidad y CSE se asemeja a la que exhiben los países desarrollados; en otros, la relación puede ser inversa. Probablemente, ese patrón variable de comportamiento se esté encaminando hacia un patrón de asociación inversa, de acuerdo al ritmo y al modelo de transición epidemiológica y nutricional característico de cada país.

EL OBESO "POBRE" Y EL OBESO "RICO"

Las características de la obesidad podrían ser diferentes entre los individuos más pobres y más ricos del mismo país, o entre los individuos más pobres y más ricos de los países desarrollados o en desarrollo. Para analizar esas diferencias es importante tener en cuenta la acción de factores de diferente naturaleza.

Factores genético adaptativos

Según la hipótesis del "genotipo de ahorro" (*thrifty genotype*) (*34*), los obesos pobres podrían haber desarrollado un mecanismo de adaptación metabólica. La hipótesis postula que las poblaciones expuestas a un consumo inadecuado o fluctuante de alimentos generan formas adaptativas para lograr un nivel alto de eficiencia en el uso de la energía y el depósito de grasa. Si se mantienen esas formas cuando esos grupos logran disponer de alimentos en forma regular, puede presentarse un aumento en la prevalencia de exceso de peso y de DMNID.

Factores alimentarios

Las poblaciones urbanas de diversos países han modificado su régimen alimenticio a expensas del aumento del consumo de grasas y azúcares y de la disminución del consumo de fibra (*35–37*). En algunos sectores urbanos de bajos ingresos, la proporción de grasa en la ingestión energética diaria experimentó un aumento considerable en los últimos 25 años (*38*). Los precios elevados de las frutas y vegetales frescos y de otros alimentos de alta calidad nutricional los hacen inaccesibles para los grupos de ingresos más bajos (*39*). Por otra parte, la industria alimentaria ofrece diversos alimentos de alta densidad energética (ricos en grasas y azúcares) pero deficientes en otros nutrientes esenciales: su gran poder de saciedad, su sabor agradable y su bajo costo los hacen socialmente aceptables y son los preferidos de los grupos más pobres.

Factores socioculturales

El ambiente de agresividad e inseguridad que se vive en los cordones periféricos urbanos impide que la población pobre practique ejercicios físicos en forma sistemática. Además, los habitantes de esas localidades suelen recibir menos información sobre los beneficios del ejercicio para la salud y la calidad de vida. Las inequidades en el acceso a los mensajes de promoción de la salud, a la educación sanitaria y a los servicios adecuados de atención de la salud, impiden conocer la importancia de los cambios de comportamiento necesarios para lograr un modo de vida más sano (*40, 41*).

Aculturación a distancia

Como resultado del contacto con los patrones culturales de los países desarrollados, el proceso de aculturación de América Latina y el Caribe a lo largo del siglo XX adquirió matices particulares por la rapidez de los avances de la ciencia y de la industria de la comunicación. Esa "aculturación a distancia", manipulada hábilmente por la industria de consumo, tiende a despertar en los individuos la necesidad de incorporar algunos elementos de la imagen proyectada y los impulsa a adoptar hábitos y modos de vida inadecuados. En estudios de poblaciones estadounidenses de origen mexicano se observó la influencia diferencial de la aculturación en los hombres y en las mujeres (*42, 43*) y que el proceso genera más obesidad en las mujeres (*43*).

Los grupos más prósperos consiguen adaptarse más fácilmente a esos cambios. Por el contrario, los más pobres padecen el conflicto entre sus capacidades y la imagen ideal con la que se identifican. Como resultado, los que tienen espacios culturales y sociales más limitados y habitan en un ambiente violento e inseguro muestran deficiencias de micronutrientes y exceso de grasa corporal, y están sometidos simultáneamente al riesgo de contraer enfermedades infecciosas y enfermedades crónicas no transmisibles asociadas a su régimen alimentario.

Factores de género

Si se toman en cuenta los factores asociados con el género, la diferencia entre las "dos clases de obesidad" es aun más marcada: las mujeres tienen oportunidades más limitadas, llevan cargas sociales más pesadas y tienen una imagen subvalorada de su cuerpo. Además, su tradicional subordinación social a los hombres aumenta su susceptibilidad a ese complejo conjunto de influencias desfavorables. La suma de esos factores demuestran la necesidad de realizar estudios que consideren esos aspectos.

REFERENCIAS

1. Delgado HL, Ramírez M. Dieta y salud en la región centroamericana. En: Proyecto multicentro dieta y salud en Latinoamérica y el Caribe. OPS/Kellogg. 1994.
2. Drewnowski A, Popkin BM. The nutrition transition: new trends in the global diet. *Nutr Rev* 1997;55(2):31–43.
3. Omran AR. "The epidemiologic transition." A theory of the epidemiology of population change. *Milbank Mem Fund Q* 1971;49(4):509–538.
4. Omran AR. *The epidemiologic transition in the Americas*. Washington, DC: Pan American Health Organization; 1996.
5. Bacallao J. Diet and health in the Americas: a review. En : Reunión Técnica sobre Obesidad en la Pobreza: Situación en America Latina, La Habana, 15–19 mayo, 1995.
6. Gillespie S, Mason J, Martorell R. *How nutrition improves*. Geneva: United Nations, ACC/SCN; 1996. (State-of-the-Art Series 15).
7. World Health Organization. *Nutrition: highlights of recent activities in the context of the World Declaration and Plan of Action for Nutrition*. Geneva: WHO; 1995. (WHO/NUT/95.2).
8. Organización Panamericana de la Salud. *La salud en las Américas*. Edición de 1998. Washington, DC: OPS; 1998. (Publicación científica 569; 2 vol).
9. Mora JO, Mora OL. *Deficiencias de micronutrientes en América Latina y el Caribe: anemia ferropriva*. Washington, DC: Organización Panamericana de la Salud; 1998.
10. Mora JO, Mora OL. *Deficiencias de micronutrientes en América Latina y el Caribe: vitaminas*. Washington, DC: Organización Panamericana de la Salud; 1998.
11. Chile, Ministerio de Salud. Informe del Ministro de Salud. Santiago: Ministerio de Salud; 1996.
12. Sichieri R, Coitinho DC, Leao MM, Recine E, Everhart JE. High temporal, geographic, and income variation in body mass index among adults in Brazil. *Am J Public Health* 1994;84(5):793–798.
13. Monteiro CA, Lisboa-Conde W. Time trends in overweight prevalence in children, adolescents and adults from less and more developed regions of Brazil. En: 8th International Congress on Obesity, París, 29 agosto–3 septiembre, 1998.
14. Sawaya AL, Dallal G, Solymos G, De Sousa MH, Ventura ML, Roberts SB, Sigulem DM. Obesity and malnutrition in a shantytown population in the city of São Paulo, Brazil. *Obes Res* 1995;3(Suppl 2):107s–115s.
15. Perú, Instituto Nacional de Estadísticas e Informática. *Encuesta demográfica y de salud familiar (ENDES) 1991–1992*. Lima: INEI; 1992.
16. Organización Panamericana de la Salud, Instituto de Nutrición de Centro América y Panamá. *Informe del proyecto multicentro dieta y salud en Latinoamérica y el Caribe*. Guatemala: OPS, INCAP; 1994. (DOE/IP/049).
17. Martorell R, Kettel Khan L, Hughes ML, Grummer-Strawn LM. Obesity in women from developing countries.
18. Ohlson L, Larsson B, Svardsudd K. The influence of body fat distribution on the incidence of diabetes mellitus. 13.5 years of follow-up of the participants in the study of men born in 1913. *Diabetes* 1985;34(10): 1055–1058.
19. Pi-Sunyer F. Weight and non-insulin dependent diabetes mellitus. *Am J Clin Nutr* 1996; 63(Suppl 3):426S–429S.
20. Must A. Morbidity and mortality associated with elevated body weight in children and adolescents. *Am J Clin Nutr* 1996;63(Suppl 3):445S–447S.
21. Meisler JG, St. Jeor S. Summary and recommendations from the American Health Foundation's Expert Panel on Healthy Weight. *Am J Clin Nutr* 1996;63(Suppl 3):474S–477S.
22. Kannel WB, D'Agostino RB, Cobb JL. Effect of weight on cardiovascular disease. *Am J Clin Nutr* 1996; 63(Suppl 3):419S–422S.
23. McCarron DA, Reusser ME. Body weight and blood pressure regulation. *Am J Clin Nutr* 1996;63(Suppl 3):423S–425S.
24. Shike M. Body weight and colon cancer. *Am J Clin Nutr* 1996;63(Suppl 3):442S–444S.
25. World Health Organization. *Physical status: the use and interpretation of anthropometry. Report of a WHO Expert Committee*. Geneva: WHO; 1995:312–340. (Technical report series 854).
26. Barker DJ. Fetal origins of coronary heart disease. *BMJ* 1995;311(6998):171–174.
27. Williamson DF. Dietary intake and physical activity as "predictors" of weight gain in observational prospective studies of adults. *Nut Rev* 1996;54(4Pt2): S101–S109.
28. Peña M, Amador M, Bacallao J. Obesity. En: Johnston FE, ed. *Nutritional anthropology*. New York: Alan R Liss; 1987.
29. Organización Panamericana de la Salud, Programa de Alimentación y Nutrición. Informe de la Reunión Técnica sobre Obesidad en la Pobreza de América

Latina. Washington, DC: OPS; 1996. (PAHO/HPP/HPN/96.02).
30. Sobal J, Stunkard AJ. Socioeconomic status and obesity: a review of the literature. *Psychol Bull* 1989;105(2):260–275.
31. Vío F, Albala C, García F, Martínez J, Uauy R. Consecuencias de la transición epidemiológica en la salud y nutrición del adulto en Chile. Santiago: Universidad de Chile, Instituto de Nutrición y Tecnologia de los Alimentos; 1995. (Informe técnico).
32. Monteiro CA, Mondini L, de Souza AL, Popkin BM. The nutrition transition in Brazil. *Eur J Clin Nutr* 1995;49(2):105–113.
33. Zavaleta N. Evaluación de comedores populares de Chorrillos, Lima. En: Perú, Instituto de Investigación Nutricional. *Informe final a "Interamerican Foundation"*. Lima: IIN; 1995.
34. Neel JV. Diabetes mellitus: a thrifty genotype rendered detrimental by "progress"? *Am J Hum Genet* 1962;14:353–362.
35. Amador M, Peña M. Nutrition and health issues in Cuba: strategies for a developing country. *Food and Nutrition Bulletin* 1991;13:311–317.
36. Popkin BM. Nutritional patterns and transition. *Pop Dev Rev* 1993;19:138–157.
37. Popkin BM, Keyou G, Hai F, Guo X, Ma H, Zohoori N. The nutrition transition in China: a cross-sectorial analysis. *Eur J Clin Nutr* 1993;47(5):333–346.
38. Sánchez-Griñán MI, Bernui I, Ganoza L. Dieta y salud en el Perú en relación a enfermedades crónicas no transmisibles. En: Proyecto multicentro Dieta y Salud en Latinoamérica y el Caribe. OPS/Kellog, 1995.
39. Aguirre P. How the very poor survive: the impact of hyper-inflationary crisis on low-income urban households in Buenos Aires, Argentina. *Geo Journal* 1994;34:295–304.
40. Jeffery RW. Population perspectives on the prevention and treatment of obesity in minority populations. *Am J Clin Nutr* 1991;53(Suppl 6):1621S–1624S.
41. Pawson IG, Martorell R, Mendoza FE. Prevalence of overweight and obesity in US Hispanic populations. *Am J Clin Nutr* 1991;53(Suppl 6):1522S–1528S.
42. Kettel Khan L, Martorell R. Overweight and obesity in US Hispanics. En: Sanjur D, ed. *Hispanic foodway, nutrition and health*. Boston: Allyn and Bacon; 1995: 221–246.
43. Stern MP, Rosenthal M, Haffner SM, Hazuda HP, Franco LJ. Sex differences in the effects of sociocultural status on diabetes and cardiovascular risk factors in Mexican-Americans. The San Antonio Heart Study. *Am J Epidemiol* 1984;120(6):834–851.

ASPECTOS SOCIOANTROPOLÓGICOS DE LA OBESIDAD EN LA POBREZA

Patricia Aguirre[1]

La observación de la relación directa entre la desnutrición y la obesidad en los sectores más pobres de la sociedad argentina, en especial las mujeres, mostró la necesidad de investigar las causas del problema y de los factores que facilitan su evolución. Se decidió entonces realizar un estudio retrospectivo de las personas que viven en un ambiente de pobreza para analizar los aspectos socioeconómicos que condicionan el acceso a la alimentación, la práctica de ejercicios físicos y las percepciones acerca de su propio cuerpo. El estudio tomó en cuenta la información obtenida entre 1965 y 1995 por el Consejo Nacional de Desarrollo (CONADE) (*1*), el Instituto Nacional de Estadística y Censos (INDEC) (*2–4*) y el Sistema de Información y Monitoreo de Programas Sociales (SIEMPRO) (*5*).

Se puede afirmar que los pobres no comen lo que quieren, ni lo que saben que deben comer, sino lo que pueden. Las restricciones al acceso a los alimentos determinan dos fenómenos simultáneos que son las caras de una misma moneda: los pobres están desnutridos porque no tienen lo suficiente para alimentarse y son obesos porque se alimentan mal, con un desequilibrio energético importante. Los alimentos que tienen a su alcance son productos industrializados, de producción masiva, indiferenciados y baratos. En el área metropolitana de Buenos Aires (AMBA), principal conglomerado urbano de la Argentina, los precios de las frutas y verduras, las carnes magras y los lácteos tienden a aumentar más que los promedios de la inflación. Ante esa situación, los pobres seleccionan alimentos ricos en carbohidratos, grasas y azúcares que, aunque les impiden gozar de una nutrición adecuada, satisfacen su apetito, se integran bien a su patrón de consumo tradicional y a sus pautas de comensalismo (comidas colectivas). Por su parte, la industria de la alimentación favorece ese comportamiento al segmentar la oferta y comercializar productos masivos, de baja calidad y mayor contenido de grasas y azúcares que son dirigidos a los sectores con menor poder adquisitivo.

Asimismo, se observa que la estrecha asociación entre la obesidad y la desnutrición afecta más a las mujeres pobres. Como consecuencia de su autoexclusión de las comidas en favor de los niños y del esposo que sale a trabajar, obtienen la sensación de saciedad en base a infusiones y pan. Ese régimen de alimentación, sumado a la desvalorización social del cuerpo de la mujer pobre, favorece un proceso de deterioro cuyo aspecto más visible es la obesidad. En la Argentina, esos procesos ocurren dentro de un contexto social y económico en el que se propicia un modelo

---

[1] Ministerio de Salud y Acción Social, Dirección de Salud Materno Infantil, Buenos Aires, Argentina.

de acumulación de capital y apertura de los mercados para mantener la estabilidad económica. El modelo tiene ventajas y desventajas: si bien el descenso de la inflación hace disminuir el "impuesto inflacionario" que pesa más sobre los más pobres, favorece al mismo tiempo una fuerte concentración de los ingresos. Como resultado, los pobres son cada vez más pobres y la magnitud de su pobreza es cada vez mayor.

La situación descrita sirvió como marco de referencia y justificación para estudiar las variaciones en los patrones de consumo de la población pobre del área metropolitana de Buenos Aires durante el período 1965–1995 y las consecuencias de esas variaciones sobre el estado nutricional de las personas. Considerando que los patrones de consumo o hábitos alimentarios se construyen en el largo plazo por medio de la selección de los alimentos que reportan más ventajas económicas y nutricionales, se trató de determinar las ventajas relativas que encuentran los pobres en los alimentos que comen. El enfoque antropológico utilizado para describir las estrategias y la racionalidad del consumo de alimentos entre los pobres, permitió analizar los condicionantes macroeconómicos que determinan el nivel de acceso a los alimentos y los factores microsociales que condicionan ese acceso en el ámbito de los hogares.

En la Argentina, con una población urbana de 86,4% y una economía de mercado virtualmente irrestricta, los patrones de consumo están fuertemente condicionados por los componentes del acceso a los alimentos: la capacidad de compra, las políticas compensadoras y las estrategias de consumo. La capacidad de compra de alimentos, que es la relación entre los precios de los productos y los ingresos de los compradores, cambia con las fluctuaciones del ciclo económico (determinante de los ingresos) y del ciclo agroindustrial (determinante de los precios de los alimentos). En la actualidad, ambos aspectos tienen un efecto más importante sobre la alimentación de los pobres que los planes de salud y educación para la salud, pues las políticas gubernamentales de ajuste causaron una sensible disminución de la inversión en esos rubros.

Aunque la población pobre conozca las ventajas de una alimentación armónica y equilibrada, basa sus consumos en aquellos alimentos que le permiten obtener el mayor rendimiento posible (principalmente económico) de sus escasos ingresos. Al hacerlo, su régimen alimentario se torna monótono y el contenido nutricional de los productos que consume es inadecuado por su elevado contenido de carbohidratos y grasas. Sin embargo, las ventajas comparativas en el acceso no determinan por sí mismas la adopción de un hábito de consumo si no están asociadas a las pautas de comensalismo y actividad por sexo y edad características de cada grupo social. De ese modo, la obesidad de las mujeres pobres no solo está relacionada con el acceso restringido a los alimentos sino, también, con sus condiciones particulares de vida, el concepto que tienen de sí mismas, las tareas que realizan y su comportamiento alimentario.

El problema de saber comer

Una idea muy difundida es que la mala nutrición es el resultado del desconocimiento; que los pobres arman sus canastas de consumo con pan y fideos porque ignoran las características de una alimentación adecuada. Para demostrar la falacia del argumento se compararon las canastas de consumo con un intermedio de 20 años (Cuadro 1). Se pudo observar que los mismos productos estuvieron vigentes a lo largo del tiempo, mostrando un patrón estable de consumo, pero que el promedio del volumen total de alimentos consumidos disminuyó 20%.

Las razones de esa disminución pueden atribuirse al aumento de la pobreza (de 9% a 27%) en los sectores que redujeron el consumo durante los años considerados. El cuadro muestra que el consumo aumentó solamente en cinco rubros y descendió en otros 14. Entre los que aumentaron más figuran tres productos que, por su precio, son consumidos en mayor proporción por los sectores de ingresos medios y

CUADRO 1. Variación en kilogramos del consumo de productos alimentarios, 1965 y 1985.

Productos	1965 (kg)	1985 (kg)	Variación (%)
Cereales	105,71	79,08	−25,2
Carne de vaca (cortes grasos)	13,19	8,16	−38,1
Carne de vaca (cortes magros)	38,24	47,52	24,3
Carne de cerdo y cordero	5,40	1,20	−77,8
Carne de ave	11,00	16,80	52,7
Fiambres y embutidos	7,92	5,88	−25,8
Pescados y mariscos	6,78	4,56	−32,7
Leche fresca	102,45	71,40	−30,3
Leche en polvo	0,31	0,60	93,5
Quesos (blandos y duros)	10,14	11,28	11,2
Manteca (mantequilla)	3,49	1,68	−51,9
Frutas (frescas y en conserva)	64,26	48,12	−25,1
Verduras y legumbres	129,56	91,68	−29,2
Azúcar y dulces	73,45	66,32	−9,7
Café	4,21	1,68	−60,1
Yerba mate	7,06	7,20	20,0
Agua embotellada y bebidas gaseosas	87,00	51,72	−40,6
Cerveza	5,15	4,68	−9,1
Vino	55,78	32,16	−42,3

Fuente: CONADE e INDEC.

altos (los cortes magros del cuarto trasero en el rubro carne bovina, la carne de ave y los quesos). El único producto de consumo masivo que aumentó 1,9% fue la yerba mate. Con respecto a la leche en polvo, debe señalarse que el aumento obedece a distintas razones en los diferentes sectores: mientras los sectores de ingresos medios y altos modificaron el consumo inducidos por la industria alimentaria que puso a su disposición leches descremadas, fortificadas y semidescremadas, la leche en polvo fue el producto principal que la asistencia social del Estado entregó a los sectores pobres. Aunque la magnitud de esa asistencia varía con los años y las políticas, siempre es importante para los pobres y para la industria. Por ejemplo, en 1985 la asistencia alimentaria representó 12% de los ingresos totales de los hogares ubicados debajo de la línea de pobreza, pero el Estado compró 30% de la leche en polvo producida en el país para destinarla a sus programas asistenciales. En conclusión, el análisis indica que el patrón alimentario se mantiene estable pero que la caída global del consumo de alimentos no puede atribuirse solamente a un problema de educación sino, también, de acceso.

Evolución de los componentes del acceso

Distribución del ingreso

La distribución del ingreso en la sociedad argentina durante los últimos años muestra que todos los grupos de población, con excepción de los más ricos, han sufrido una pérdida. En el Cuadro 2 se observa que, entre 1980 y 1995, se produjo una caída de los ingresos en los ocho primeros deciles y un ascenso en los dos últimos. La pauperización progresiva de la sociedad no se refleja únicamente en el aumento del número de pobres; la pobreza se torna más acentuada en los hogares pobres debido a que disminuyen los ingresos. Por ejemplo, los grupos más pobres del primer decil recibían 3,6% del total de ingresos en 1980, pero en 1995 so-

CUADRO 2. Porcentaje de distribución del ingreso familiar per cápita en el área metropolitana de Buenos Aires, Argentina, 1980, 1985, 1989–1995.

Deciles	1980	1985	1989	1990	1991	1992	1993	1994	1995
1	3,6	3,3	2,6	3,4	3,2	3,0	2,6	2,9	2,7
2	4,5	4,7	3,4	4,1	4,4	4,7	4,2	4,4	4,3
3	5,4	6,1	4,8	6,0	6,0	3,9	5,0	4,9	4,5
4	6,2	5,3	5,1	6,1	5,3	6,2	6,1	6,2	5,9
5	7,2	6,9	4,7	5,8	6,0	7,7	7,6	7,3	7,2
6	8,7	9,1	7,7	8,6	9,5	9,0	8,5	8,3	7,8
7	10,5	10,9	9,0	9,3	9,9	10,1	10,2	9,9	9,6
8	12,5	12,2	11,6	11,9	11,8	12,5	12,4	12,7	11,7
9	15,4	16,6	17,0	15,6	14,1	16,5	16,8	16,0	16,0
10	25,9	25,0	34,2	29,0	29,9	26,6	26,5	27,4	30,3

Fuente: INDEC (4).

lamente recibieron 2,6%; es decir, perdieron 25% (6). Como lo indica la reducción observada en las encuestas, cuando los hogares pobres perciben menores ingresos, modifican su régimen alimentario y también comen menos.

Precio de los alimentos

La comparación entre el Índice de Precios Relativos de Alimentos y Bebidas y el Índice de Precios al Consumidor (IPC) entre 1991 y 1995, indica que la caída de los ingresos estuvo acompañada por un aumento permanente del precio de los alimentos; aun en pleno período de estabilidad, el precio de los alimentos y las bebidas se mantuvo por encima del promedio de la inflación (Cuadro 3). La combinación de precios en alza e ingresos en baja determinó que toda la sociedad argentina dedicara un mayor porcentaje del gasto global del hogar a la alimentación. En 1970, los más pobres gastaban 45,23% de sus ingresos en alimentos; en 1985, la cifra había ascendido a 53% y las encuestas no oficiales indican que ese gasto fue de 67,27% en 1992 (Cuadro 4).

El análisis de las características del régimen de alimentación de los pobres resulta aún más justificado ante la evidencia de que las restricciones al acceso afectan a la mitad de la población y se extienden a todos los estratos sociales (7). En el caso de los más pobres, la reducción del consumo debe asociarse también a las diferencias en los alimentos que comen. Tal como se señala en el Cuadro 5, las canastas de alimentos de los pobres contienen más pan, cereales, papas, tubérculos y azúcar, igual cantidad de aceites, menos carnes, lácteos, frutas y verduras, huevos, vinos y gaseosas que las canastas de los demás estratos socioeconómicos.

Evolución de los precios relativos de los alimentos

Para determinar las causas que subyacen a la composición de la canasta de alimentos, se

CUADRO 3. Comparación entre el nivel general del Índice de Precios al Consumidor (IPC) y el Índice de Precios Relativos de Alimentos y Bebidas, Argentina, 1991–1995.[a]

Años	Precios al consumidor	Alimentos y bebidas
1991	100	100
1992	130	143
1993	145	158
1994	153	162
1995	160	168

[a]Marzo de 1991 = 100.
Fuente: INDEC (2).

CUADRO 4. Costo de los alimentos según nivel de ingreso, Argentina, 1970, 1985 y 1992.

	Quintiles					
Años	1	2	3	4	5	Total
1970	45,23	41,15	35,96	29,84	22,91	31,22
1985	53,00	40,50	44,20	39,00	29,50	38,20
1992[a]	67,27	52,38	49,14	45,00	25,48	47,86

[a]Estimaciones no oficiales.
Fuente: INDEC (4).

CUADRO 5. Porcentaje de consumo mensual promedio de alimentos según el nivel de ingreso per cápita, Argentina, 1992.

Productos	Quintil 1 (%)	Quintil 3 (%)	Quintil 5 (%)
Aceites	2,20	2,12	2,18
Azúcares	4,03	3,56	3,45
Carnes	14,86	15,93	15,95
Cereales	17,77	13,43	10,30
Especias	0,78	0,86	0,89
Frutas y hortalizas	13,69	16,31	19,39
Gaseosas	15,62	17,35	19,10
Huevos	1,49	1,76	1,69
Infusiones	1,27	1,31	1,53
Lácteos	13,47	14,33	14,13
Papas	9,40	7,27	5,52
Vinos	5,32	5,77	5,87

Fuente: INDEC (4).

analizaron los aspectos que determinan el acceso de los pobres a los productos que consumen más, a los productos que consumen siempre y a los que dejaron de consumir. Según las encuestas generales de gastos del INDEC, el consumo de productos alimentarios depende del monto de los ingresos: los alimentos que se consumen más cuando disminuyen los ingresos (pan, papas, fideos, harina de trigo, azúcar, aceite de soja, yerba mate y cortes de carne populares) son los que se consumen menos cuando los ingresos aumentan. La Figura 1 muestra que los precios de los alimentos que los pobres consumen cuando sus ingresos bajan se mantuvieron por debajo del aumento inflacionario (Índice de Precios al Consumidor Nivel General), aunque en los últimos tiempos tendieron a igualarse. Las ventajas comparativas de los carbohidratos y las carnes grasas son evidentes: no solo son más baratos sino que también producen mayor sensación de saciedad. Las personas pobres no eligen ese grupo de productos porque no saben sino porque no pueden consumir otros más costosos. Reconocen que "no alimentan" (condición de las proteínas en el saber popular), sino que "llenan" o "engañan el estómago". Por otro lado, la evolución de los precios de los productos alimentarios que consumen los sectores de ingresos medios coincidió con el aumento inflacionario (Figura 2), y los precios de los alimentos de los sectores de ingresos altos superaron el promedio de la inflación (Figura 3). De acuerdo con la Encuesta de Gastos e Ingresos de los Hogares del

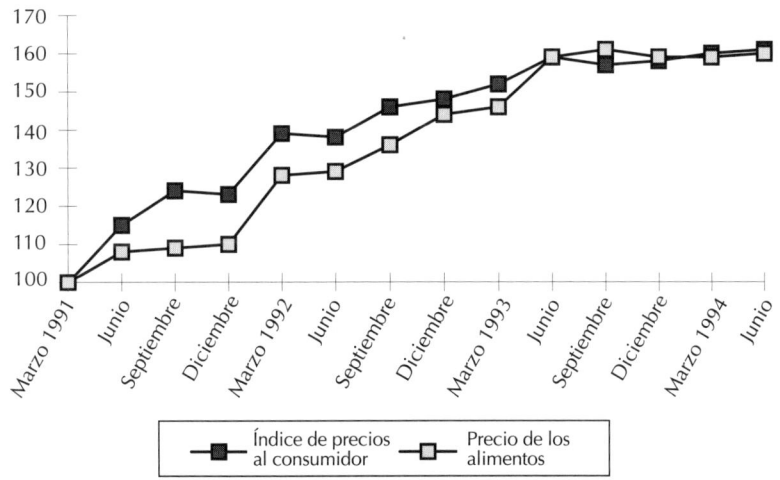

FIGURA 1. Evolución de los precios relativos ponderados de los alimentos trazadores del consumo de los sectores de ingresos bajos, Argentina, marzo de 1991 a junio de 1994.

Fuente: INDEC. Encuesta de Gastos e Ingresos de los Hogares e Índice de Precios al Consumidor.

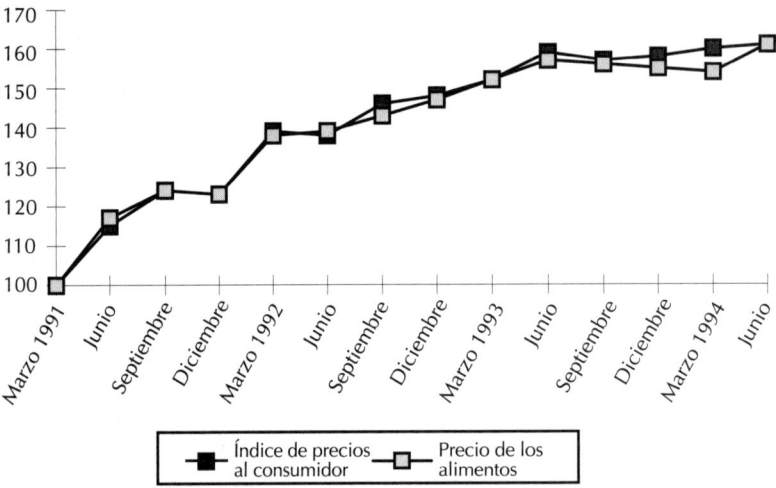

FIGURA 2. Evolución de los precios relativos ponderados de los alimentos trazadores del consumo de los sectores de ingresos medios, Argentina, marzo de 1991 a junio de 1994.

Fuente: INDEC. Encuesta de Gastos e Ingresos de los Hogares e Índice de Precios al Consumidor.

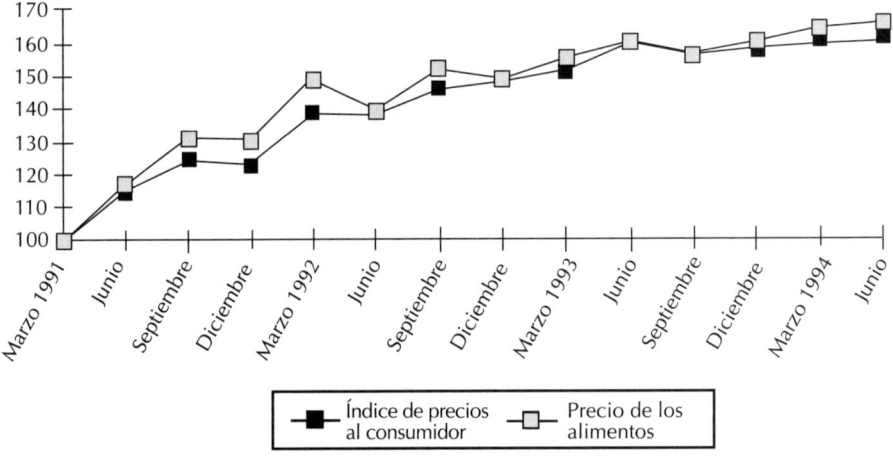

FIGURA 3. Evolución de los precios relativos ponderados de los alimentos trazadores del consumo de los sectores de ingresos altos, Argentina, marzo de 1991 a junio de 1994.

Fuente: INDEC. Encuesta de Gastos e Ingresos de los Hogares e Índice de Precios al Consumidor.

INDEC (EGIH), el costo de 1.000 kcal para cada sector según el nivel de ingresos muestra una relación costo–beneficio positiva para los sectores de menores ingresos (Cuadro 6).

Sin embargo, los pobres no seleccionan los productos que forman sus canastas con los alimentos más baratos y que proveen 1.000 kcal a menor precio guiados solamente por el

CUADRO 6. Costo de 1.000 kcal según nivel de ingresos, Argentina, 1992 y 1994.

Quintiles	Diciembre de 1992 ($Arg)	Diciembre de 1994 ($Arg)
1	5,5	6,60
2	7,6	8,20
3	8,7	9,98
4	9,6	11,15
5	12,4	14,34

Fuente: INDEC. Encuesta de Gastos e Ingresos de los Hogares e Índice de Precios al Consumidor.

criterio de costo-beneficio. También tienen en cuenta la saciedad y la satisfacción que obtienen con esos alimentos, y si estos se integran bien con las formas de comensalismo del grupo, con el modo habitual de procesar los productos y con las creencias sobre el aporte que proporciona cada alimento a la imagen socialmente construida del propio cuerpo.

Precios comparados

La comparación de los precios de los alimentos que los pobres consumen más (pan, fideos y cortes de carne con alto contenido graso) y los que consumen menos (verduras y frutas) indica que entre 1980 y 1994 pudieron comprar 700 g de carne bovina o 1,5 k de fideos o 1,3 k de pan, por el precio de 500 g de lechuga y 500 g de tomates. Es evidente que las verduras frescas o las frutas no cumplen con los criterios de satisfacción o de conveniencia porque sus precios son muy altos y es poca la saciedad que brindan (Cuadro 7).

La estructura de los precios es contradictoria en un país de clima templado: los productos frutihortícolas son tan caros como la carne bovina, pese a que esta exige un proceso industrial más costoso y complejo (faena, destace, conservación en frío, envasado, distribución, etc.), además del tiempo de crianza del animal. Sin embargo, la relación estable entre los precios desde 1980 indica que el precio que debe pagar el consumidor impedirá que los pobres consuman esos productos si no cambian las características de la comercialización de las frutas y verduras (7). Asimismo, se observa que los cortes de carne seleccionados difieren según los ingresos de los distintos sectores. La población que percibe ingresos altos elige las carnes magras, jugo-

CUADRO 7. Equivalencia entre el precio promedio del kilogramo de frutas y verduras frescas y del kilogramo de carne bovina, fideos secos y pan, Argentina, 1980, 1985, 1990 y 1994.

Productos	1980	1985	1990	1994
Duraznos				
Carne de falda	0,702	0,990	1,360	0,743
Carne picada	0,506	0,714	0,981	0,679
Fideos	1,129	1,075	1,418	1,676
Pan	1,340	1,593	2,045	1,188
Lechuga				
Carne de falda	0,953	0,645	0,633	0,717
Carne picada	0,687	0,465	0,457	0,655
Fideos	1,532	0,859	0,660	1,618
Pan	1,821	1,226	0,952	1,146
Manzanas				
Carne de falda	0,537	0,691	0,757	0,735
Carne picada	0,387	0,498	0,546	0,671
Fideos	0,863	0,750	0,789	1,657
Pan	1,026	1,111	1,139	1,174
Tomates				
Carne de falda	0,914	0,944	1,042	0,613
Carne picada	0,659	0,681	0,752	0,560
Fideos	1,469	1,025	1,086	1,328
Pan	1,745	1,519	1,567	0,979

Fuente: INDEC. Índice de Precios al Consumidor.

sas y blandas del cuarto trasero del animal, que son las más caras; los pobres eligen los cortes de carne más dura y grasosa (carne de falda y carnasa) del cuarto delantero porque son más baratos. Todos los sectores sociales consumen los tres cortes "multifunción" (carne picada, nalga y bola de lomo). Debe subrayarse que los cortes de carne que consumen los sectores de menores ingresos los proveen de proteínas a menor precio, pero el tenor graso también es mucho mayor. Si se compara la composición de 100 g de carne de carnasa y de 100 gr de carne para bifes, se puede observar que la carnasa aporta más kilocalorías que los bifes (331 kcal y 248 kcal, respectivamente), pero provee menor cantidad de proteínas (15,9 g y 17,8 g, respectivamente) y mayor cantidad de grasas (29,7 g y 19,7 g, respectivamente). En conclusión, para que los pobres varíen la selección de sus alimentos y consuman menos carbohidratos y grasas y más frutas, verduras, pescados y quesos, se deben modificar las condiciones de acceso real a estos últimos productos.

Integración a las pautas de comensalismo

Los pobres consumen alimentos ricos en carbohidratos y grasas porque, además de ser más baratos, se adecuan a sus pautas de comensalismo. Las comidas preparadas en base a fideos, harinas, papas y aceites (guisos y sopas) se integran bien a las comidas colectivas. El pan, que es el producto que más se consume, permite "estirar" cualquier comida y obtener la sensación de saciedad. El azúcar se integra al régimen de alimentación para endulzar el mate, la infusión de yerba mate que acompaña toda la jornada y de la cual los pobres hacen uso abundante.

Las canastas de consumo de la población de menores ingresos se llenan con alimentos "rendidores", que son baratos, "llenan" y "gustan"; de nada le serviría un alimento barato y que sacia si queda en el plato. Antes que la calidad nutricional de los alimentos, la estrategia familiar de consumo busca asegurar que cada comida brinde satisfacción y saciedad, y que se pueda comer todos los días (6). Además, si la ventaja en los precios es grande, las personas más pobres no incluirán los alimentos más nutritivos en su régimen de comidas. Los consejos de los mensajes de educación alimentaria no pueden cumplirse si no mejora la posibilidad de acceder a una alimentación armónica y balanceada: saben cuáles alimentos deben comer, pero no pueden. Se puede observar que, a medida que disminuye la pobreza porque aumentan los ingresos, aumenta el consumo de frutas y lácteos. En caso contrario, se reserva la variedad para los niños hasta tal punto que se considera que las frutas son un alimento infantil (costumbre que está en camino a desaparecer por la competencia del jugo envasado bebido como postre).

Si se mantienen las tendencias al descenso de los ingresos y al aumento de los precios, puede inferirse que la alimentación de la población urbana más pobre va a contener cada vez más carbohidratos y grasas. La comparación entre la evolución del índice de aumento de precios de alimentos y bebidas y la evolución del índice de aumento de precios de frutas y verduras entre 1991 y 1994 muestra que el orden en los asuntos económicos y la estabilidad de los precios no han logrado revertir esa tendencia histórica cada vez más marcada (Cuadro 8). Los alimentos y las bebidas siguen aumentando más que la inflación general y los mayores aumentos se concentran en los precios de las frutas y verduras.

CUADRO 8. Evolución de los precios de alimentos y bebidas, y frutas y verduras, Argentina, 1991–1994.[a]

Años	Precios al consumidor	Alimentos y bebidas	Frutas y verduras
1991	100,0	100,0	100,0
1992	130,3	143,8	165,9
1993	144,5	155,3	175,6
1994	155,6	162,2	183,5

[a] 1991 = 100.
Fuente: INDEC.

Costo ideal de una alimentación adecuada

Para determinar el costo de una alimentación nutricionalmente adecuada, se comparó el precio de una canasta ideal que contiene los productos necesarios para seguir un buen régimen alimentario y el precio de la canasta que realmente se consume (Cuadro 9). El mayor contenido de carbohidratos y grasas abarata la canasta en 31,78%. Si se proyecta en el tiempo el costo de una canasta mínima y adecuada de alimentos, una familia pobre ubicada en los dos primeros deciles de la distribución de ingreso, podría comer 20,7 días en un mes; con los alimentos que componen la canasta en la realidad, con abundancia de cereales, carnes grasas, aceites y azúcares, la familia puede comer durante todo el mes (30,2 días).

El papel de la industria

La encuesta de 1965 muestra que los alimentos que consumían los pobres en ese entonces tenían poco valor agregado. En aquel momento, la agroindustria daba prioridad a la oferta de alimentos frescos, a granel y poco elaborados, cuyo procesamiento estaba a cargo de las mujeres. Además, la población femenina económicamente activa representaba 11% de la población total y un solo salario bastaba para mantener el hogar. A lo largo de los años ochenta, esa industria segmentó el mercado de acuerdo con el nivel de los ingresos y comenzó a producir alimentos de consumo masivo, diferenciados por marca y calidad. La disminución generalizada de la capacidad de compra durante esos años determinó que las empresas que eligieron esa estrategia tuvieran que trabajar durante la mayor parte de la década con una capacidad ociosa inusual (la producción avícola con 50%, la molienda con 30%, la panificación con 45%).

En contraste, en la década de 1990 la industria de los alimentos ofreció un precio relativo mejor para sus productos y el sector informal se ocupó cada vez más de distribuir los alimentos frescos. Reconociendo la existencia del "mercado de los pobres", los industriales tratan de explotarlo por medio del cambio en la orientación de su producción: ofrecen alimentos industrializados, masivos, indiferenciados, con baja calidad y marcas secundarias, a la vez que conservan la oferta de alimentos artesanales, de alta calidad y marcas de primera línea para los sectores de ingresos altos. De esa manera, se pasó de la configuración triangular de los mercados de la década de 1950, con una gran base que consumía alimentos con poco valor agregado, un sector medio que consumía alimentos industrializados, masivos e indiferenciados y una cúspide más pequeña que consumía alimentos diferenciados, a la configuración romboidal presente en la que un pequeño grupo de la población que vive en condiciones de pobreza extrema consume alimentos con poco valor agregado, una gran cantidad de personas que perciben ingresos bajos y medios consume productos masivos e industrializados, y un pequeño sector muy exclusivo consume productos con valor agregado alto y muy diferenciados (7).

Los productos de consumo popular no difieren solamente en el embalaje, la publicidad y la distribución; también la calidad cambia con el precio: la misma empresa que fabrica fideos, los comercializa con dos marcas, calidades y precios diferentes para cada sector de ingresos. Si se observa el rótulo de contenido

CUADRO 9. Costo comparativo de una canasta de consumo con alimentos nutritivos y la canasta que habitualmente se consume, Argentina, 1992.

Costo mensual de una canasta familiar nutricionalmente adecuada	$Arg 346,74
Ingresos necesarios para cubrir todas las necesidades además de la canasta adecuada	$Arg 717,75
Costo real de la canasta familiar consumida	$Arg 236,56
Ingresos promedio de las familias	$Arg 473,12

Fuente: INDEC. Encuesta de Gastos e Ingresos de los Hogares e Índice de Precios al Consumidor.

CUADRO 10. Porcentaje de contenido graso y precios de los productos comercializados para diferentes grupos socioeconómicos, Argentina, 1992.

Productos	Fabricante	Grupo socioeconómico	Grasas (%)	Precio ($Arg)
Galletitas	Terrabusy	Indiferenciado masivo	13,0	1,69
	Gold Mundo	Diferenciado pobre	19,0	1,45
Leche	La Serenísima	Diferenciado alto	1,5	0,88
	La Serenísima	Indiferenciado masivo	3,0	0,62
	Sancor	Diferenciado bajo	3,0	0,59
Fideos	Buitoni	Diferenciado alto	0,0	1,10
Fideos para sopa	Terrabussi	Indiferenciado masivo	0,0	0,99
	Irene	Diferenciado bajo	0,0	0,90

de los productos, se puede afirmar que cuanto más bajo es el poder de compra del público que los consume, más alto es el contenido de grasas (Cuadro 10). En el caso de las galletitas, la diferencia en precio es del orden de 30% pero la diferencia del tenor graso es mayor. La diferencia de precio desaparecería si se descontaran las galletitas que se rompen porque el mayor contenido de grasas las torna más frágiles y se rompen dentro del envase. En los sectores más pobres, el valor de la compra no se pierde por la costumbre de remojar ("ensopar") las galletitas, el pan o las migas, en la taza de la merienda. Puede concluirse entonces que la agroindustria encontró un "nicho vacío" y lo explotó con la lógica de la economía de mercado.

Por otra parte, el consumo de alimentos con niveles altos de carbohidratos, grasas y azúcares es funcional al régimen de vida de los pobres y anterior a la creación del modelo económico actual. La agroindustria ofrece ahora productos que refuerzan esas características dentro de un circuito de retroalimentación positiva donde la demanda condiciona la oferta y, a su vez, la oferta específica crea la demanda; unos comen barato lo que les gusta y otros ganan dinero. Desde el punto de vista nutricional, el circuito se retroalimenta en forma negativa y es cada vez más difícil modificar los hábitos de consumo.

Las tendencias en la distribución de los ingresos pronostican que lo que una vez fuera un nicho, un segmento marginal, se transformará en el "sector normal" por el aumento del número de personas que ingresan al sector de la pobreza. En la década de 1960, el sector informal y las pequeñas y medianas industrias (PYMES) abastecían a los sectores pobres. En la década de 1990, las PYMES dedicadas a la alimentación están desapareciendo a consecuencia de la fuerte reconversión del sector y

CUADRO 11. Evolución de la tasa de desempleo por quintiles de ingreso según sexo, Argentina, 1980, 1986, 1989, 1992 y 1993.

	Quintil 1		Quintil 2		Quintil 3	
Años	Mujeres (%)	Hombres (%)	Mujeres (%)	Hombres (%)	Mujeres (%)	Hombres (%)
1980	5	2	4	2	6	1
1986	12	8	6	4	7	2
1989	12	16	11	8	7	7
1992	15	13	11	8	7	9
1993	28	19	19	12	14	7

Fuente: Banco Mundial; INDEC. Encuesta Permanente de Hogares.

de las ventajas competitivas de la integración vertical y la concentración industrial. Por lo tanto, el mercado de los pobres es abastecido cada día más por los grandes conglomerados industriales que producen alimentos con marcas "secundarias" y por un mercado informal que también está cambiando y se dedica a transformar los productos industriales copiando el modelo de los productores más poderosos.

Pautas de consumo y actividad por género

Pese a que todos los individuos pertenecientes a los sectores de ingresos bajos consumen carbohidratos, grasas y azúcares, la obesidad de los pobres es más visible entre las mujeres. Para explicar la diferencia es necesario considerar las pautas de actividad física y de comensalismo según el sexo y la edad. Esas pautas son diferentes para los hombres y las mujeres adultas por la influencia de condicionamientos y prejuicios de género sumamente arraigados. Los hombres pobres trabajan en actividades que requieren mano de obra intensiva y un nivel alto de esfuerzo físico, duermen un promedio de dos horas más que las mujeres, y trabajan menos horas que ellas debido al gran gasto energético que exigen sus labores. Además, toman tres comidas (desayuno, merienda y cena) y, como disponen de dinero propio, pueden tomar otra comida fuera del hogar. En contraste, las mujeres pobres realizan tareas domésticas variadas, no especializadas y, aunque pueden alternar las tareas que exigen mayor o menor gasto energético, tienen una jornada laboral más larga que la de los hombres. Se podría pensar que esas mujeres toman las cuatro comidas que se celebran en el hogar, pero no es así: su régimen alimentario cotidiano comprende solamente mate dulce y pan. La única comida familiar en la que participan es la cena, pero también entonces se autoexcluyen de los alimentos más nutritivos para permitir que los coman los niños y los adultos que trabajan fuera del hogar (6). De ese modo, la obesidad y la desnutrición se concentra en estas mujeres: trabajadoras domésticas y pobres.

Del total de la población económicamente activa del país, 35% son mujeres. De ese porcentaje, 28% estaban desocupadas en 1993 porque la desocupación afecta más a las mujeres en general y a las mujeres de los grupos más pobres en particular (Cuadro 11). Además de su relativa exclusión del mundo del trabajo asalariado, la segregación urbana (8) y las percepciones que tienen de sus propios cuerpos favorecen la limitada actividad física que practican. Así, las restricciones en los ingresos que impiden que se muevan dentro de un mayor radio de acción y reducen su movilidad a circuitos que muchas veces no superan los límites del barrio, se suman a las concepciones tradicionales todavía vigentes que las obligan a recluirse en el hogar. Paralelamente, la difundida creencia de que los deportes y la actividad social forman parte de la masculinidad de los varones ayuda a reducir aún más la escasa participación de las mujeres. Un ejemplo claro de esa situación se ob-

Quintil 4		Quintil 5		Total	
Mujeres (%)	Hombres (%)	Mujeres (%)	Hombres (%)	Mujeres (%)	Hombres (%)
1	1	1	1	3	2
2	2	2	1	5	3
6	3	2	2	7	7
5	4	2	1	6	6
10	6	5	3	13	8

serva en los casos de la apropiación de las tierras: cuando se levantan asentamientos en terrenos fiscales tomados ilegalmente, se dejan espacios libres para los locales de las instituciones que el grupo más necesita (correo, escuela, comisaría, sala de primeros auxilios) y una plaza. En la práctica, el espacio para la futura plaza funciona como lugar de esparcimiento adonde concurren los varones de distintas edades para jugar al fútbol, pero muy pocas mujeres (8).

Las mismas condiciones que segregan a las mujeres y las inmovilizan son las causas de la desvalorización de sus propios cuerpos y de sus personas como sujetos sociales. Las percepciones y los "usos" del propio cuerpo son diferentes para cada sector de ingresos y clase social. Por ejemplo, el cuerpo ideal del hombre pobre es "corpulento", producto de su alimentación, sus tareas manuales y sus pautas de actividad; por el contrario, el cuerpo ideal de la población que percibe ingresos medios y altos es "delgado" y comprende tanto criterios estéticos como de salud. En esos sectores, la práctica de los deportes, la gimnasia y la danza ocupan un lugar importante para la mujer. Si bien todos los cuerpos son herramientas de trabajo, ya sea el cuerpo de una modelo o el de un picapedrero, el cuerpo de la modelo es una herramienta valorizada a la que cuida y atiende; el cuerpo del picapedrero está desvalorizado y recibe menos atención. Y esa diferencia puede afectar hasta la percepción del dolor: un dolor de la misma intensidad impulsa a la modelo a recurrir inmediatamente al médico; el picapedrero espera a que el dolor desaparezca o aumente para realizar una consulta (9).

Para la mujer profesional o de sectores de ingresos altos, su cuerpo es parte de su valor y lo cuida con los medios que la cultura, la sociedad y la moda indican. En su imaginario social, "estar delgada" permite satisfacer los criterios de "salud y belleza"; por lo tanto, esas mujeres se alimentan, maquillan y someten a intervenciones quirúrgicas para embellecerse, y practican deportes como parte de un "movimiento hacia el ideal" (10). A semejanza del picapedrero, el cuerpo de las mujeres pobres es una herramienta de trabajo desvalorizada, excepto como sostén del valor social de la maternidad. Como el ideal social de la población a la que pertenece es tener un cuerpo "fuerte", no necesita acercarse al ideal social de delgadez y belleza de los sectores de mayores ingresos. El silencio en torno a su cuerpo solo se rompe cuando el organismo se deteriora o se presenta el dolor, y esa situación se presenta generalmente en una etapa tardía. Los procesos que llevan a la obesidad con deficiencias nutricionales son lentos; por esa razón, el deterioro no se registra hasta que no está completo y sus consecuencias aparecen después de varios años de iniciado. En consecuencia, los trastornos quedan encubiertas por el alto valor social de ser "fuerte" y no se tratan en los estadios tempranos de su aparición.

En el lenguaje popular hay dos expresiones que designan a dos tipos de mujeres: la que "se cuida" y la que "es dejada". La primera responde al ideal de los sectores altos y se le reconoce el esfuerzo que realiza cuando cumple dietas y hace gimnasia. La mujer que "es dejada" no se preocupa por su propio cuerpo y no es voluntariosa para trabajar, "es perezosa". La mujer pobre se representa a sí misma como una persona sin energía, permanentemente cansada, que realiza todo lentamente y a desgano. Aunque su cansancio típico obedece a un estado de depresión y falta de nutrientes, el encubrimiento del lenguaje convierte a la víctima en culpable al hacerla responsable de su situación. Además, vacía de significado la determinación social que la coloca en una difícil situación alimentaria y nutricional. Esa mujer pertenece a un grupo de población que no percibe suficientes ingresos, que no tiene acceso a una alimentación adecuada ni a un trabajo bien remunerado ni a una educación sanitaria apropiada. Cuando se consideran simultáneamente el régimen de alimentación de las mujeres pobres (basado en productos con un elevado contenido de carbohidratos y grasas); las características del comensalismo grupal que las impulsa a satisfacerse con pan y mate dulce; el gasto energético ligero o moderado que realizan por su falta de acceso a actividades físicas recreativas, y la percepción de sus cuerpos como herramientas desvalorizadas, no resulta extraño que esas mujeres conformen el grupo de población que exhibe los niveles más altos de sobrepeso y obesidad.

REFERENCIAS

1. Argentina, Consejo Nacional de Desarrollo. *Encuesta de Alimentación 1965*. Buenos Aires: CONADE; 1965.
2. Argentina, Instituto Nacional de Estadística y Censos. *Estadística Mensual. Índice de Precios al Consumidor, serie 1980–1996*. Buenos Aires: INDEC; 1997.
3. Argentina, Instituto Nacional de Estadística y Censos. *Encuesta de Gastos e Ingresos de los Hogares: cantidades consumidas*. Buenos Aires: INDEC; 1985.
4. Argentina, Instituto Nacional de Estadística y Censos. *Encuesta de Gastos e Ingresos de los Hogares: cantidades consumidas*. Buenos Aires: INDEC; 1992.
5. Argentina, Sistema de Información y Monitoreo de Programas Sociales. *Actualización de Hogares con Necesidades Básicas Insatisfechas*. Buenos Aires: SIEMPRO; 1995. (Documento 2).
6. Aguirre P. *Papel de las estrategias de consumo en el acceso a la alimentación de los sectores pobres de Argentina*. Seminario FAO-Slan sobre Seguridad Alimentaria; 1995. (Documento Temático No. 4.32.70).
7. Aguirre P. *Puntos críticos de la seguridad alimentaria nacional*. Buenos Aires: Ministerio de Salud y Acción Social, Dirección de Maternidad e Infancia; 1995.
8. Aguirre P. How the very poor survive. The impact of hyperinflationary crisis on low income urban households in Buenos Aires, Argentina. *Geo Journal* 1994;34:295–304.
9. Boltansky L. *Usos sociais do corpo*. São Paulo: Maseneti; 1985.
10. Fischler C. *L'homnivore: le goût, la cuisine et le corps*. París: Odile Jacob; 1990.

FACTORES DETERMINANTES DE LA OBESIDAD: OPINIÓN ACTUAL

Albert J. Stunkard[1]

Esta discusión de los factores de la obesidad abordará tres temas de importancia: los determinantes genéticos de la obesidad, la distribución de la grasa corporal en casos de obesidad y la influencia de los factores sociales, en particular, las condiciones socioeconómicas (CSE).

En cualquier examen de la importancia de los factores sociales en la determinación de la obesidad, hoy en día es preciso tener en cuenta lo que sabemos sobre el papel de los determinantes genéticos de la obesidad. Esa información es de origen reciente y es necesario ubicarla dentro de un contexto determinado para no exagerar ni minimizar las influencias genéticas.

DETERMINANTES GENÉTICOS DE LA OBESIDAD

Por algún tiempo, la existencia de varias formas de obesidad de origen genético en los animales y la facilidad con que se puede producir adiposidad mediante el mejoramiento selectivo de los animales para la explotación agropecuaria han indicado que los factores genéticos pueden desempeñar un papel de importancia similar en la obesidad humana.

Los asombrosos adelantos en nuestros conocimientos en el decenio precedente han dejado en claro que los factores genéticos realmente desempeñan una función de importancia en la obesidad humana.

En un estudio previo en el que se utilizó el método clásico de gemelos, se estimaron niveles muy altos de heredabilidad (porcentaje de la varianza que daría razón de la influencia genética) para el índice de masa corporal (IMC = peso [kg]/estatura^2 [m]). En ese estudio se calculó que la heredabilidad se aproximaba a 80% (1). Aun en estudios de gemelos idénticos separados al nacer, un método que evita algunos de los sesgos inherentes a los estudios clásicos de gemelos, se calculó que la heredabilidad era de 66% (2). Esos estudios se citan mucho todavía, pero hay un consenso cada vez mayor de que sobrestiman la influencia de la herencia.

Los resultados de los estudios de adopción y de complejos análisis de segregación coinciden en que la heredabilidad del IMC se aproxima a 33% (3, 4), un valor considerado actualmente como una estimación más razonable que la indicada en los estudios de gemelos. Al parecer, las influencias genéticas son más importantes para determinar la distribución de la grasa corporal, con una influencia particularmente fuerte en el crítico depósito de grasa en las vísceras que se describe en la sección siguiente.

---

[1] Profesor emérito de psiquiatría. Universidad de Pensilvania, Escuela de Medicina, Departamento de Psiquiatría, Filadelfia, Estados Unidos de América.

El reciente ingreso de la genética molecular al estudio de la obesidad, con la identificación de las mutaciones de dos genes (5–7) que causan obesidad en los ratones, promete un gran avance en nuestra comprensión de los determinantes genéticos de la obesidad humana. Sin embargo, si la heredabilidad de la obesidad humana no es superior a 33%, como parece ser el caso, se deduce que 66% de la varianza del IMC debe ser de origen ambiental. Por ende, aunque la obesidad humana evolucione dentro de ciertas restricciones genéticas, los determinantes ambientales de la obesidad desempeñan un papel de suma importancia en su desarrollo.

Los determinantes genéticos y ambientales de la obesidad no están en conflicto. No se trata de escoger entre los genes *o* el medio ambiente ni de poner a los genes *en contra* del ambiente, sino de considerar a ambos determinantes: ninguno actúa solo para determinar el resultado clínico. Ese resultado está determinado más bien por la combinación de la vulnerabilidad genética y los acontecimientos adversos de origen ambiental (8). Esa combinación se presenta en un diagrama en la Figura 1, donde el pequeño círculo interior representa a las personas con predisposición genética a un trastorno. La parte triangular representa las condiciones ambientales adversas a las que pueden estar expuestas esas personas. El modelo indica que solo las personas con predisposición genética que están expuestas a condiciones ambientales adversas sufren una afección clínica, como es el caso de la obesidad.

DISTRIBUCIÓN DE LA GRASA CORPORAL

En el pasado, las distintas clasificaciones de obesidad se basaron en el carácter del tejido adiposo predominante, la gravedad de la obesidad y la edad de aparición. Todos esos métodos de clasificación todavía se usan hasta cierto punto, pero han sido reemplazados en gran parte por la distribución de la grasa corporal.

El interés en la distribución de la grasa corporal se despertó a comienzos del decenio de 1980 al descubrirse que las personas cuyos depósitos de grasa se ubicaban principalmente en la parte superior del cuerpo presentaban mayor mortalidad y morbilidad por cardiopatía isquémica que las personas cuya grasa se ubicaba sobre todo en la parte inferior del cuerpo (9). La distribución de la grasa corporal se mide clínicamente por medio de la proporción entre la cintura y las caderas, calculada a partir del perímetro de la cintura —en un punto intermedio entre el margen inferior de las costillas y la cresta ilíaca—, y el perímetro de las caderas —a la altura del trocánter mayor—. La obesidad de la parte superior del cuerpo se define como una proporción cintura:caderas superior a 1,0 en los hombres y a 0,8 en las mujeres. Sin embargo, el riesgo es directamente proporcional al valor de la proporción cintura:caderas, independientemente del sexo; la mortalidad y morbilidad mayores de los hombres es una función de su mayor proporción cintura:caderas.

Aunque la proporción cintura:caderas es todavía la medida clínica de distribución de la

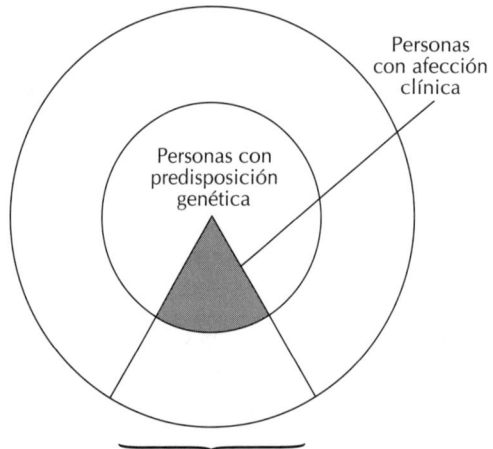

FIGURA 1. Efecto combinado de la predisposición genética a un trastorno y la exposición a condiciones ambientales adversas en los resultados clínicos.

grasa corporal de uso más amplio, se ha introducido un importante refinamiento con la aplicación de las técnicas de imaginología que han mostrado que, en lo esencial, todo el riesgo de obesidad de la parte superior del cuerpo proviene del depósito de grasa en las vísceras dentro de la pared abdominal (9). Ese descubrimiento ha ampliado mucho nuestra comprensión de las complicaciones de la obesidad y nos ha dado un fundamento racional para entender la cascada metabólica que desencadena la producción de muchas hormonas esteroides, aumenta la libre circulación de lípidos, y causa el descenso de la eliminación hepática de insulina así como la hiperinsulinemia, la hiperlipidemia, la hipertensión y, a la larga, la enfermedad cardiovascular.

DETERMINANTES SOCIALES DE LA OBESIDAD

El hecho de que las influencias genéticas representen solamente una tercera parte de la varianza del peso corporal significa que el medio ambiente ejerce una profunda influencia. Una medida del grado de esa influencia es el drástico aumento (33%) de la prevalencia de la obesidad en los Estados Unidos de América durante el último decenio (10). Por desgracia, nuestra comprensión de esos importantes determinantes ambientales de la obesidad es limitada y son raros los estudios sistemáticos sobre el tema. La mayoría de esos estudios se concentra en la situación socioeconómica.

Un destacado informe publicado en 1965 delineó la influencia de la CSE sobre la obesidad. En una muestra estratificada de 1.660 personas incluidas en el estudio realizado en el centro de Manhattan,[2] la obesidad fue seis veces más prevalente entre las mujeres de CSE baja que entre las de CSE alta (Figura 2) (11). Si bien esos resultados fueron importantes por la estrecha relación de la CSE actual con la obesidad, el estudio fue más allá: midió la CSE de los padres cuando los entrevistados tenían 8 años de edad (la llamada "condición socioeconómica de origen"), y evaluó su relación con la prevalencia de la obesidad. Como se indica en la Figura 2, la CSE de origen se relacionó de manera tan estrecha con la prevalencia de obesidad como la CSE actual de los entrevistados. La obesidad de esos individuos difícilmente podría haber influido en la CSE de origen, lo que indica a todas luces que esta última fue un determinante de la obesidad por lo menos en esa población. Sin embargo, cabe señalar que la prevalencia de la obesidad en la CSE de origen fue más baja que en la CSE actual de las personas de CSE baja y mayor en las de CSE alta. Esas diferencias indican que, además de la influencia de la CSE en la obesidad, la obesidad también influye en el sentido contrario pues deteriora la CSE. Así, la prevalencia de la obesidad llegó casi al doble (22%) entre las mujeres que bajaron de clase social, en contraste con las mujeres que ascendieron en la escala social (12%). La relación de los factores sociales con la obesidad fue mucho menos importante entre los hombres que entre las mujeres. Un reciente estudio prospectivo proporcionó sólido apoyo a la opinión de que la obesidad tiene una influencia perjudicial en el funcionamiento social: las mujeres que habían sido obesas en la

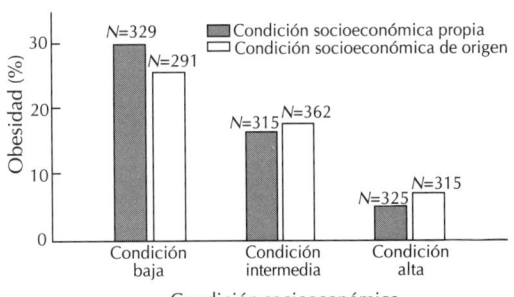

FIGURA 2. Prevalencia de obesidad en las mujeres, según la condición socioeconómica propia y de origen.

Fuente: Goldblatt PB, et al. (11).

---
[2] Midtown Manhattan Study.

adolescencia sufrieron una marcada discapacidad social en la vida adulta (*12*).

El estudio de Manhattan también reveló otro factor social relacionado con la prevalencia de la obesidad: la aculturación al estilo de vida en los Estados Unidos. La prevalencia de la obesidad registró una disminución uniforme en cuatro niveles de aculturación creciente, a saber, las personas nacidas en el extranjero, la segunda generación nacida en los Estados Unidos, la segunda generación de uno de los padres y, por último, las generaciones tercera y posteriores.

Esos hallazgos se han confirmado en por lo menos 54 estudios realizados en países desarrollados, en los que se observó una fuerte relación inversa entre la CSE y la obesidad en las mujeres (*13*). Además, dos estudios longitudinales prospectivos realizados en el Reino Unido de Gran Bretaña e Irlanda del Norte han permitido confirmar en forma contundente que la CSE es un determinante de la obesidad. Esos estudios mostraron que tanto las niñas como los niños nacidos en un medio de CSE baja tenían más exceso de peso en la edad adulta que los nacidos en una CSE alta (*14, 15*).

La explicación más sencilla de esos hallazgos es que la relación de la CSE con la obesidad es bidireccional. La CSE determina la prevalencia de la obesidad y esta conduce a un descenso de la CSE. Sin embargo, hay una complicación porque uno o más factores pueden influir en la CSE y en la obesidad (*16*). Un ejemplo de un factor común de esa naturaleza es la herencia. Como hemos señalado, los factores genéticos influyen en la obesidad. Menos conocido es el hecho de que los factores genéticos también pueden influir en la CSE. Así, los estudios de niños daneses adoptados revelaron que la CSE de los padres biológicos influye en la de sus hijos, aunque no haya habido contacto personal entre ellos (*17*). Un análisis de cadenas causales ayuda a explicar ese asombroso hallazgo al mostrar que la influencia de la CSE en la obesidad está mediada por el cociente de inteligencia (CI). Los padres biológicos influyen en el CI de sus hijos y este, a su vez, influye en la obesidad: cuanto más alto sea ese CI será más baja la prevalencia de la obesidad. Vale la pena señalar que esa influencia se observó aun al controlar la CSE del niño adoptado. Al parecer, la relación entre la CSE y la obesidad es realmente compleja (*16*).

La relación entre la CSE y la obesidad en las mujeres de las sociedades desarrolladas no se encuentra habitualmente en los hombres ni en los niños. Un gran porcentaje de esos grupos no manifiesta ninguna relación entre la CSE y la obesidad o muestra una relación directa: cuanto más alta es la CSE, más alta es la prevalencia de la obesidad.

Cuando pasamos de las sociedades desarrolladas a las sociedades en desarrollo, hay una inversión completa de la relación entre la CSE y la obesidad. En cada sociedad en desarrollo estudiada hay una relación directa, y a menudo muy estrecha, entre la CSE y la prevalencia de la obesidad en los hombres, las mujeres y los niños (*13*).

¿Cuál es la razón de esta sorprendente diferencia en la relación entre la CSE y la obesidad en las sociedades desarrolladas y en desarrollo? Hay cuatro factores que median en la relación inversa entre la CSE y la obesidad en las mujeres de las sociedades desarrolladas; en particular, los que controlan la obesidad en las mujeres de CSE alta.

Una influencia, quizá la más importante, que restringe la prevalencia de obesidad en las mujeres de CSE alta en las sociedades desarrolladas es el hábito de hacer dieta y de restringir el consumo de alimentos. Las mujeres de CSE alta hacen dieta más a menudo que las mujeres de CSE más baja, tienen mayor acceso a los recursos que facilitan hacer la dieta, tienen más conocimientos sobre nutrición y confían más en la idea de que la delgadez es deseable y, por lo tanto, están más motivadas para lograrla.

Una segunda influencia directa en el control de la obesidad entre las mujeres de CSE alta es su mayor práctica de actividad física, derivada del hecho de tener más tiempo libre y mayores oportunidades de hacer ejercicio con fines recreativos. Es interesante señalar que un aumento patológico de la actividad física es característico de las mujeres jóvenes de CSE alta, cuyo régimen de alimentación causa anorexia nerviosa.

Un tercer factor que interviene en la relación inversa entre la CSE y la obesidad de las mujeres es la movilidad social. Como se señaló en el estudio realizado en el centro de Manhattan, la prevalencia de la obesidad es casi dos veces más alta en las mujeres que descienden de clase social que entre las mujeres que ascienden (11). Uno de los estudios longitudinales realizados en el Reino Unido confirmó y amplió ese hallazgo. Mostró que la obesidad era significativamente menos prevalente (5%) entre las mujeres que ascendieron de clase social que entre quienes permanecieron en la clase social de origen (11%) (14). Como es el caso con la CSE en sí misma, la movilidad social desempeña un papel mucho menos importante para determinar la prevalencia de obesidad entre los hombres.

Un cuarto factor que influye en la relación entre la CSE y la obesidad es la herencia. Como hemos visto, los estudios de niños daneses adoptados han revelado una influencia significativa de la CSE de los padres biológicos en la prevalencia de obesidad de sus hijos, con quienes no han tenido contacto personal. Esta influencia parece transmitirse genéticamente por medio del CI.

La estrecha relación directa entre la CSE y la obesidad en las sociedades en desarrollo tiene un fundamento racional más directo que la relación inversa entre esos dos factores en las sociedades desarrolladas. La baja prevalencia de obesidad en las sociedades en desarrollo parece deberse a la falta de alimentos, acompañada de valores culturales que favorecen los cuerpos gruesos. Al contrario de lo que significa en las sociedades desarrolladas, la obesidad puede ser una señal de salud y riqueza en las sociedades en desarrollo. En esas sociedades, la propensión biológica a acumular grasa guarda relación con la evolución cultural que selecciona la "gordura" como una característica apreciada y hasta puede influir en esa evolución. En la mayoría de las 58 culturas tradicionales sobre las que se dispone de información, se considera a la "corpulencia" como el ideal de belleza femenina y un símbolo de prestigio (18). En circunstancias de relativa privación, las personas de CSE alta pueden tener acceso a suficientes alimentos para engordar, lo que no les sucede a las de CSE baja.

Debido a la enorme importancia de los factores ambientales para determinar la obesidad, es lamentable que nuestra información sobre los factores que influyen en la prevalencia de la obesidad se limite mayormente a la CSE. El esfuerzo por controlar la obesidad exigirá una comprensión mucho mejor que la actual de los factores sociales que la fomentan. Por lo tanto, existe una urgente necesidad de explorar otros factores sociales distintos a la CSE. Algunos ejemplos recientes ilustran la dirección en la que se puede realizar ese estudio de una forma provechosa.

En los Estados Unidos, la relación inversa entre la CSE y la obesidad, tan arraigada entre las mujeres, está ausente entre las niñas adolescentes de origen afroamericano. Evidentemente, estas niñas no fueron afectadas por los mensajes sobre la forma del cuerpo que predominan en la cultura de ese país.

El análisis de la encuesta sobre exámenes de salud y nutrición[3] realizada hace poco entre la población hispana reveló la ausencia de relación entre la CSE y la obesidad en ciertos grupos, por ejemplo, entre las mujeres puertorriqueñas y entre los hombres y las mujeres estadounidenses de origen mexicano y cubano (19). Este estudio sugiere también que hay determinantes sociales de la obesidad distintos de los estudiados en la mayor parte de las investigaciones realizadas hasta la fecha (Kahn LK, comunicación personal).

Junto con esos hallazgos esencialmente negativos, ha surgido un hallazgo positivo interesante del análisis de la encuesta HANES. La

---

[3] Hispanic Health and Nutrition Examination Survey (HANES).

aculturación al estilo de vida en los Estados Unidos por parte de los hombres de origen mexicano guarda relación con una *mayor* prevalencia de la obesidad.

ORIENTACIONES FUTURAS

En el futuro, los estudios epidemiológicos de obesidad se beneficiarán de la medición y el control de las influencias genéticas. Aunque se puede obtener la medida de la influencia genética por medio de la evaluación de la obesidad de los padres, para tener una medida más precisa se deben detectar los marcadores genéticos.

Hay una urgente necesidad de ir más allá de la medición tradicional de la CSE del ambiente como factor determinante de la prevalencia de la obesidad. Una medida útil ha sido la desagregación de los tres componentes tradicionales de la CSE —el ingreso, la ocupación y la educación— y el establecimiento de la relación de cada uno con la prevalencia de obesidad. Entre esos tres componentes, los años de educación son los más fáciles de medir y los de mayor importancia intercultural. Quizá sea también el componente de más peso.

Se deben buscar nuevas medidas de la influencia social y América Latina ofrece una excelente oportunidad para esa búsqueda; por ejemplo, la aculturación es una posibilidad prometedora. Sin duda alguna, para el investigador curioso habrá otras mediciones que se presentarán por sí mismas y que deben explorarse con tesón y prontitud.

REFERENCIAS

1. Stunkard AJ, Foch TT, Hrubec Z. A twin study of human obesity. *JAMA* 1986;256:51–54.
2. Stunkard AJ, Harris JR, Pedersen NL, McClearn GE. The body–mass index of twins who have been reared apart. *N Engl J Med* 1990;322:1483–1487.
3. Volgler GP, Sørensen TIA, Stunkard AJ, Srinivasan MR, Rao DC. Influences of genes and shared family environment on adult boy mass index assessed in an adoption study by a comprehensive path model. *Int J Obes* 1995;19:40–45.
4. Bouchard C, ed. *The genetics of obesity*. Boca Raton: CRC Press; 1994.
5. Michaud EJ, Bultman SJ, Stubbs LJ, Woychik RP. The embryonic lethality of homozygous lethal yellow mice (Ay/Ay) is associated with the disruption of a novel RNA-binding protein. *Genes Dev* 1993;7:1203–1213.
6. Michaud EJ, Bultman SJ, Klebig ML, van Nugt MJ, Stubbs LJ, Russell LB, et al. A molecular model for the genetic and phenotypic characteristics of the mouse lethal yellow (Ay) mutation. *Proc Natl Acad Sci USA* 1994;91:2562–2566.
7. Zhang Y, Proenca R, Maffei M, Barone M, Leopold L, Friedman J. Positional cloning of the mouse *obese* gene and its human homologue. *Nature* 1994;972:425–432.
8. Stunkard AJ. Genetic contributions to human body obesity. En: McHugh PR, McKusick VA, eds. *Genes, brain, and behavior*. New York: Raven Press; 1990:205–219.
9. Sjöström L. Impacts of body weight, body composition, and adipose tissue distribution on morbidity and mortality. En: Stunkard AJ, Wadden TA, eds. *Obesity: theory and therapy*. New York: Raven Press; 1993:13–41.
10. Kuczmarski RJ, Flegal KM, Campbell SM, Johnson CL. Increasing prevalence of overweight among US adults. *JAMA* 1994;272:205–211.
11. Goldblatt PB, Moore ME, Stunkard AJ. Social factors in obesity. *JAMA* 1965;192:1039–1044.
12. Gortmaker SL, Must A, Perrin JM, Sobol AM, Dietz WH. Social economic consequences of overweight in adolescence and young adulthood. *N Engl J Med* 1993;329:1008–1012.
13. Sobal J, Stunkard AJ. Socioeconomic status and obesity: a review of the literature. *Psycol Bull* 1989;105:260–275.
14. Braddon FE, Rogers B, Wadsworth ME, Davies J. Onset of obesity in a 36 year birth cohort study. *BMJ* 1986;293:299–303.
15. Power C, Moynihan C. Social class changes and weight-for-height between childhood and early adulthood. *Int J Obes* 1988;12:445–453.
16. Stunkard AJ, Sørensen TIA. Obesity and socioeconomic status—a complex relation. *N Engl J Med* 1993;329:1036–1037.
17. Teasdale TW, Sørensen TIA. Educational attainment and social class in adoptees: genetic and environmental contributions. *J Biosoc Sci* 1983;15:509–518.
18. Brown PJ, Konner M. An anthropological perspective on obesity. *Ann N Y Acad Sci* 1987;499:29–46.
19. Maurer KR. Plan and operation of the Hispanic Health and Nutrition Examination Survey, 1982–84. US Department of Health and Human Services, Centers for Disease Control and Prevention, National Center for Health Statistics. *Vital Health Stat* 1985;1:19. (PHS) 85-1321.

PATRONES DE ACTIVIDAD FÍSICA EN AMÉRICA CENTRAL

Benjamín Torún[1]

La actividad física desempeña un papel importante en el control del peso y la prevención de la obesidad por su influencia en las funciones metabólicas y el comportamiento, y su relación con la ingesta de energía alimentaria. Como el ser humano tiende a mantener un equilibrio de la energía, cualquier disminución o aumento de la ingesta de energía suelen ir acompañados frecuentemente con cambios correspondientes en el gasto energético, sobre todo, por modificaciones de la actividad física. Se ha demostrado que eso ocurre en los niños (1–3) y en los adultos en su ambiente natural (4, 5) y en condiciones experimentales (6). Por ejemplo, un grupo de trabajadores rurales de Guatemala con una ingesta alimentaria de 2.693 ± 441 kcal/día, tenían un gasto energético medio diario de 2.700 ± 432 kcal/día. Cuando se mejoró el régimen de alimentación de otro grupo de hombres con características culturales, étnicas y sociales similares para proporcionar 3.555 ± 712 kcal/día, su gasto energético fue de 3.694 ± 464 kcal/día (4). El incremento del gasto energético observado ocurrió mientras los hombres vivían en su ambiente cotidiano, en condiciones atractivas para realizar tareas complementarias remuneradas y actividades no remuneradas o de recreo.

LA ACTIVIDAD FÍSICA Y EL ENVEJECIMIENTO

La actividad física tiene efectos beneficiosos para la función cardiovascular, respiratoria, osteomuscular, metabólica y psicológica más o menos hasta los 30 años. Después de esa edad, casi todas las funciones se reducen a una tasa aproximada de 0,75% a 1% al año y se produce una serie de cambios fisiológicos (Cuadro 1) (7, 8). Como consecuencia, el buen estado físico y la capacidad de trabajo disminuyen, el tiempo de reacción es más lento, se pierde fuerza, las estructuras corporales tienen menos resistencia y se prolonga la recuperación después del esfuerzo. Por tanto, el proceso de envejecimiento conduce a un modo de vida menos activo, acentuado por factores sociales, culturales y económicos que reducen la actividad física de las personas maduras y de edad avanzada en casi todas las sociedades. Eso coincide con el aumento de la prevalencia de la obesidad que se observa a menudo.

El ejercicio regular, ya sea por medio de actividades recreativas o laborales, tiene un efecto de entrenamiento que otorga un nivel más alto de rendimiento físico en todas las edades.

---

[1] Organización Panamericana de la Salud, Instituto de Nutrición de Centro América y Panamá, Ciudad de Guatemala, Guatemala.

CUADRO 1. Efectos fisiológicos del envejecimiento y su importancia funcional.

Efecto	Importancia funcional
Cardiovascular	
Relación vasos capilares: fibra ↓	Reducción de la corriente sanguínea muscular
Músculo cardíaco y volumen del corazón ↓	Reducción del volumen sistólico máximo y del gasto cardíaco
Elasticidad de los vasos sanguíneos ↓	Aumento de la resistencia periférica, la tensión arterial y la poscarga cardíaca
Miosina-ATPasa del miocardio ↓	Reducción de la contractilidad del miocardio
Estímulo simpático del nudo SA ↓	Reducción de la frecuencia cardíaca máxima
Respiración	
Estado de las estructuras elásticas de soporte pulmonar ↓	Mayor esfuerzo para respirar
Elasticidad de las estructuras de soporte ↓	Menor capacidad de retracción elástica pulmonar
Tamaño de los alvéolos ↑	Menor capacidad de difusión y mayor espacio muerto
Número de vasos capilares pulmonares ↓	Menor igualdad del volumen de ventilación/perfusión
Músculos y articulaciones	
Masa muscular ↓	
Número de fibras del Tipo II a y b ↓	
Tamaño de las unidades motoras ↓	
Umbral potencial de acción ↓	Pérdida de fuerza y potencia
(Ca^{++}, miosina)-ATPasa ↓	
Concentración total de proteína y N_2 ↓	
Tamaño y número de mitocondrias ↓	Reducción de la capacidad respiratoria/muscular
Enzimas oxidativas: SDH, citocromo-oxidasa y MDH ↓	Reducción de la capacidad respiratoria/muscular
Lactatodeshidrogenasa ↓	Desaceleración de la glucólisis
Rigidez del tejido conjuntivo de las articulaciones ↑	Menor estabilidad y movilidad de las articulaciones
Esfuerzo mecánico acumulado en las articulaciones ↑	Rigidez, pérdida de flexibilidad y osteoartritis
Contenido de agua del cartílago intervertebral ↓	Atrofia y mayor posibilidad de fracturas por compresión en la columna vertebral
Hueso	
Minerales óseos ↓	Osteoporosis, mayor riesgo de fractura
Composición corporal y estatura	
Grasa ↑	Deterioro de la movilidad y mayor riesgo de enfermedad
Cifosis ↑	Pérdida de estatura

Fuente: Brooks GA, et al. (7).

Aunque el ejercicio no detiene el proceso de envejecimiento, permite que las personas sean más activas físicamente, con lo cual se contrarrestan o retardan algunos de los efectos fisiológicos del envejecimiento. Eso se ilustra por el contraste entre los efectos de la edad sobre la capacidad aeróbica máxima de los hombres entrenados y de los hombres sedentarios (Figura 1). Se puede inferir que las personas en buenas condiciones físicas seguirán activas hasta una edad más avanzada que aquellas con un estado físico menos bueno.

Los indicadores demográficos muestran que la población de América Central está envejeciendo. La reducción de la mortalidad de los lactantes y los niños pequeños (Figura 2, Cuadro 2) y el aumento de la esperanza de vida (Figura 3, Cuadro 2) están modificando la estructura por edad de la población desde una forma piramidal con una amplia base de personas jóvenes a una forma rectangular o de botella. Se prevé que los niños menores de 15 años, que representaban 42% la población en 1995, constituirán solamente 30% de la población en el año 2025 (9). A la inversa, la proporción de personas mayores de 64 años aumentará de 4% a 6% en ese mismo período.

A menos que se introduzca un programa acertado y continuo para estimular a la población a mantenerse físicamente activa durante toda la vida, se prevé que la proporción de personas sedentarias seguirá aumentando

FIGURA 1. Efectos de la edad sobre la capacidad aeróbica máxima de los hombres entrenados y sedentarios.

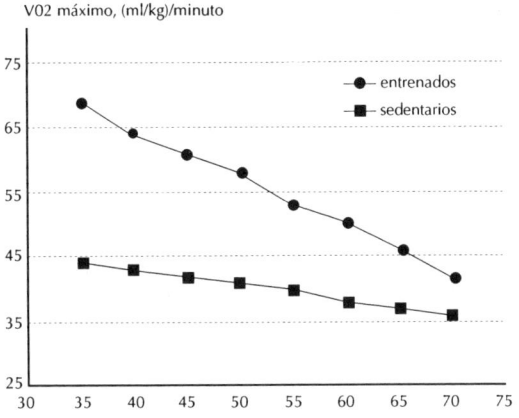

Fuente: Adaptación de: Brooks GA, et al. (8).

en América Central. Esa tendencia probablemente estará asociada con una mayor prevalencia de la obesidad.

ACTIVIDAD FÍSICA Y URBANIZACIÓN

Durante el proceso de desarrollo, las comunidades suelen evolucionar desde sociedades rurales en las que la actividad física es necesaria para la producción agropecuaria, a sociedades más industrializadas, urbanizadas y opulentas en las que disminuye progresivamente la demanda de trabajo físico (10). Además, el uso de artefactos mecánicos y eléctricos para realizar los quehaceres domésticos es más común en el medio urbano, los vehículos motorizados se usan con más frecuencia, y gran parte del tiempo de descanso se dedica a actividades físicas pasivas, tales como cultivar contactos sociales, ir cine o mirar televisión. Por tanto, el modo de vida sedentario se convierte en una característica destacada de la urbanización.

A veces, eso se contrarresta con la práctica regular de actividades recreativas que exigen una intensa actividad física, tales como caminatas rápidas, deportes activos, trote y ejercicios aeróbicos y de otra índole. Sin embargo, eso se observa mayormente en los círculos socioeconómicos medio y alto. Muchas personas empobrecidas emigran desde las zonas rurales a los tugurios urbanos, donde una atmósfera de violencia los inhibe para caminar, trotar o andar en bicicleta por la calle, y donde carecen de instalaciones cerradas o cercadas para ejercitarse en forma regular. A menos que se dedique a ocupaciones que exijan una vigorosa actividad física, el pobre urbano tiene grandes posibilidades de volverse sedentario. Además, si su ingesta es rica en alimentos fritos y grasosos y si toma muchas bebidas gaseosas dulces, cerveza y otras bebidas alcohólicas, el riesgo de obesidad puede ser alto.

América Central tiene un crecimiento demográfico anual de 2,5%, que oscila entre 1,4% y 2,8% en los países que la conforman (Cuadro 3). Ese crecimiento ha sido mayor en las ciudades: la población urbana ha aumentado en términos absolutos y relativos, y se prevé que continuará esa tendencia (Cuadro 3, Figura 4).

Una proporción importante de la población urbana está formada por personas recién emigradas de zonas rurales y pequeños poblados hacia las grandes ciudades, que en América Central son casi exclusivamente las capitales de cada país (11). Como sucede en la mayoría de los otros países latinoamericanos, el número de personas pobres ha aumentado más en las ciudades que en las zonas rurales (12). Esas personas viven en tugurios y barrios periurbanos marginados y carecen de acceso a muchas de tales ventajas que ofrece la vida en la ciudad como mejor vivienda, educación, saneamiento, servicios de salud e instalaciones para actividades recreativas.

La actividad física en las zonas rurales de América Central

La población de las zonas rurales de América Central suele ser muy activa. Recorre a pie largos trayectos, a menudo con pesadas

FIGURA 2. Tendencia de la mortalidad infantil en América Central, 1960–2000.

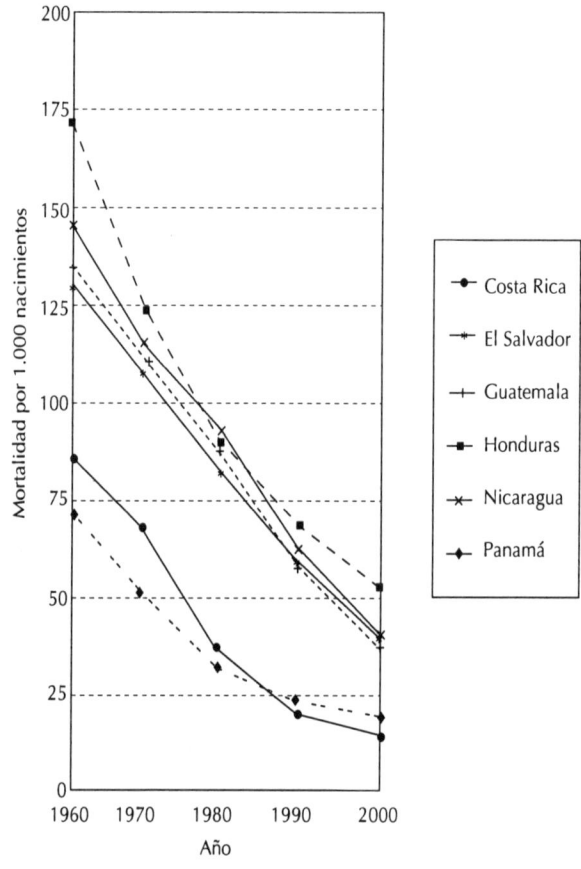

Fuente: Centro Latinoamericano de Demografía, ed. Latin America. Population projections calendar years 1950–2000. *Demographic Bulletin* 1991.

cargas, por terrenos escarpados o escabrosos, trabaja en la agricultura no mecanizada y realiza quehaceres domésticos enérgicos, tales como buscar agua, cortar y recoger leña y lavar ropa a mano.

El gasto total de energía de los hombres ladinos de Guatemala (no indígenas) se ha medido en varios estudios con técnicas de análisis de tiempo-movimiento y de calorimetría indirecta (4, 5, 13–15). La ingesta media de los grupos ha variado entre 2.700 y 3.694 kcal/día (CV: 12%–16%), según las condiciones del régimen de alimentación de los hombres y la naturaleza de las faenas agrícolas. Esto corresponde a índices de actividad física (o a múltiplos de la tasa metabólica basal) de 1,85 a 2,35, que han sido clasificados como moderadamente intenso o muy intenso, respectivamente (16).

Varias medidas similares tomadas en mujeres ladinas mostraron un gasto energético medio de entre 1.878 kcal/día y 2.055 kcal/día (CV: 10%–14%) (17), que corresponde a índices de actividad física de 1,58 (leve) y 1,73 (moderadamente intenso). Las mujeres indígenas de las montañas de Guatemala, evaluadas por medio del monitoreo de la frecuencia cardíaca, gastaron entre 2.224 kcal/día y

CUADRO 2. Mortalidad infantil y esperanza de vida en América Central, 1995 [*Proyecciones para el año 2005*].

	Riesgo de mortalidad < 5 años por 1.000	Esperanza de vida al nacer
Honduras	62	67
	[*44*]	[*70*]
Nicaragua	52	68
	[*34*]	[*71*]
Guatemala	50	66
	[*35*]	[*69*]
El Salvador	50	67
	[*34*]	[*70*]
Belice	40	71
	[*27*]	[*74*]
Panamá	20	74
	[*14*]	[*76*]
Costa Rica	16	76
	[*12*]	[*78*]

Fuentes: World Bank. *Trends in developing economies, 1991.* Washington, DC: World Bank; 1991. United Nations Development Program. *Human Development Report 1993.* New York: Oxford University Press; 1993.

2.837 kcal/día, según las condiciones de vida y la época del año (Díaz E. et al., inédito). Sus índices de actividad física se situaron entre 1,85 y 2,35 (*16*).

Cabe señalar que, aunque no es común en esas comunidades rurales, la obesidad tiende a ser más prevalente entre los ladinos que entre los indígenas, y más prevalente entre las mujeres que entre los hombres.

La actividad física en las ciudades de América Central

Hay un marcado contraste entre la intensa actividad física que predomina en las zonas rurales y el nivel de actividad física observado en las ciudades. Eso queda demostrado por los hallazgos de varios estudios sobre los fac-

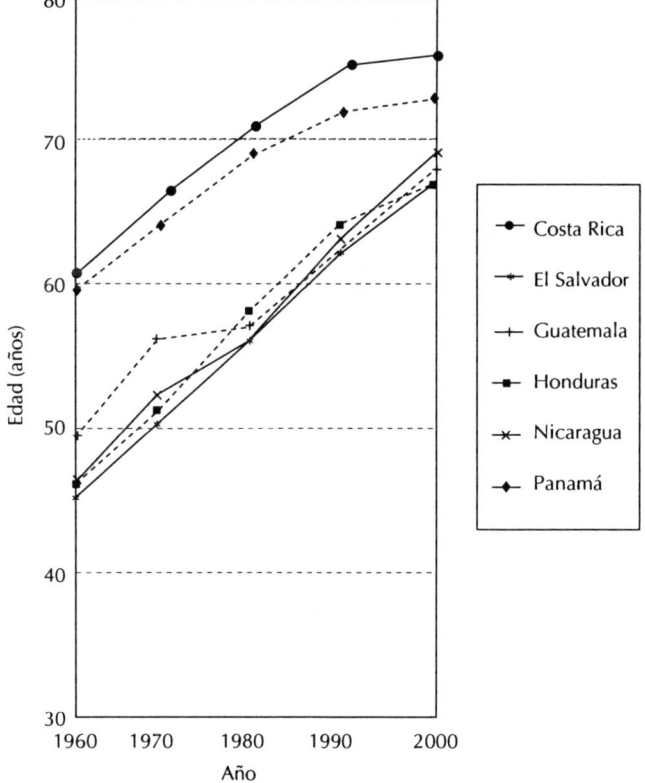

FIGURA 3. Tendencias de la esperanza de vida de hombres y mujeres de América Central, 1960–2000.

Fuente: Centro Latinoamericano de Demografía. Latin America. Population projections calendar years 1950–2000. *Demographic Bulletin* 1991.

CUADRO 3. Estimaciones demográficas para América Central, 1995
[*Proyecciones para el año 2005*].

	Población (millones)	Crecimiento anual (%)	Densidad por km²	Población urbana (%) (1991)
América Central	32,7	2,5	—	45
	[41,5]		—	*[53]*
Guatemala (32%)[a]	10,6	2,7	97	38
	[13,8]		*[127]*	*[44]*
El Salvador (18%)[a]	5,8	2,2	281	44
	[7,2]		*[348]*	*[52]*
Honduras (18%)[a]	5,9	2,8	53	44
	[7,7]		*[70]*	*[54]*
Nicaragua (14%)[a]	4,5	2,8	37	60
	[5,9]		*[49]*	*[67]*
Costa Rica (9%)[a]	3,1	1,7	61	47
	[3,6]		*[71]*	*[55]*
Panamá (8%)[a]	2,6	1,4	35	53
	[3,0]		*[40]*	*[59]*
Belice (0,7%)[a]	0,22	2,6	9	50
	[0,28]		*[12]*	*[58]*

[a]Porcentaje de la población centroamericana.
Fuentes: World Bank. *Trends in developing economies, 1991*. Washington, DC: World Bank; 1991. United Nations Development Program. *Human Development Report 1993*. New York: Oxford University Press; 1993.

FIGURA 4. Tendencias de la urbanización en América Central, 1970–2000.

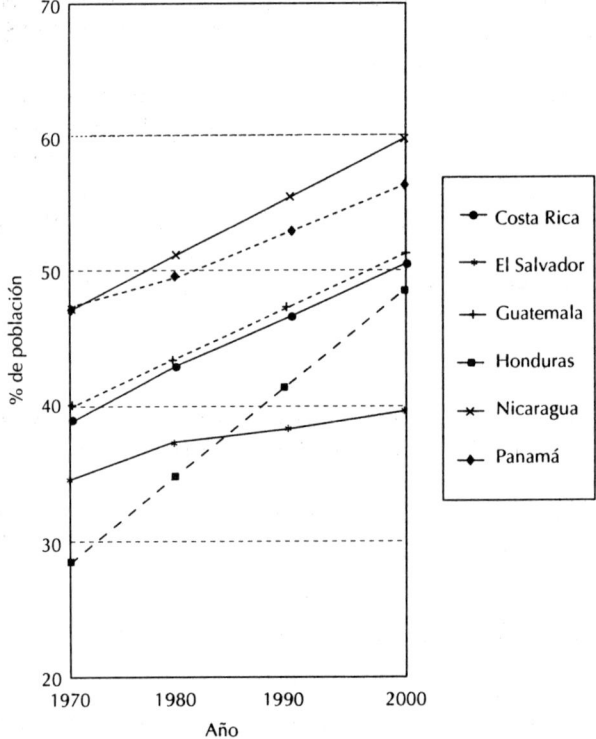

Fuente: Centro Latinoamericano de Demografía, ed. Latin America. Population projections calendar years 1950–2000. *Demographic Bulletin* 1991.

tores de riesgo de las enfermedades crónicas asociadas al régimen de alimentación y el modo de vida en una muestra representativa de adultos residentes en un barrio de ingresos bajos de la ciudad de Panamá (San Miguelito) (*18*) y en un barrio de ingresos medios y medios bajos de San José (Tibás) (*19*).

En una encuesta de hombres y mujeres de 35 a 60 años edad, 98% de los 98 hombres y 156 mujeres entrevistados en San Miguelito, y 96% de los 40 hombres y 73 mujeres entrevistados en Tibás creían que el ejercicio era beneficioso para su salud. Sin embargo, 50% de los hombres y 75% de las mujeres de San Miguelito informaron que hacían poco o ningún ejercicio regular y no participaban en ningún trabajo físico vigoroso (Cuadro 4). Treinta y cinco por ciento de los hombres y 21% de las mujeres dijeron que realizaban algo de ejercicio, pero no lo suficiente. En Tibás, 25% de los hombres y mujeres dijeron que hacían poco o ningún ejercicio regular y otro 50% creía que debía hacer más ejercicio (Cuadro 4). Además, 89% de los hombres y mujeres del barrio panameño y 73% de los vecinos del barrio costarricense no practicaban ningún deporte. Las razones citadas con más frecuencia fueron similares en ambas comunidades: falta de tiempo o de interés, y pereza.

Cabe señalar que aunque el sedentarismo era muy común en el barrio de los costarricenses, era mucho más común en el barrio de panameños de bajos ingresos. La obesidad también fue más prevalente en el grupo de los panameños (Cuadro 5), pero debe tenerse presente que, además de sus diferencias socioeconómicas, los dos grupos tienen distintas características étnicas, culturales y de régimen alimentario.

Esa prevalencia alta de sedentarismo y sobrepeso excesivo es compatible con los hallazgos notificados por la Organización Panamericana de la Salud en un estudio multicéntrico realizado en Porto Alegre y São Paulo (Brasil), La Habana (Cuba), Santiago (Chile), Ciudad Acuña y Piedras Negras (México) y Caracas (Venezuela) (*20*). Como se muestra en la Figura 5, el sedentarismo —definido como la realización de menos de dos sesiones semanales de ejercicio de 15 minutos cada una—, varió de 42% a 68% entre los hombres y de 65% a 82% entre las mujeres de esas ciudades.

MODIFICACIONES DEL MEDIO AMBIENTE, LA ALIMENTACIÓN Y LOS PATRONES DE ACTIVIDAD

En la mayoría de las zonas rurales de Guatemala y de otras comunidades centroamericanas, la ingesta media de energía alimentaria de los hombres adultos es de 2.900 kcal/día a 3100 kcal/día, aunque como se señaló antes, esa cifra varía según las comunidades y la época del año (*5, 21, 22*).

CUADRO 4. Porcentaje de personas sedentarias y activas de 35 a 60 años de edad, San Miguelito (Panamá) y Tibás (Costa Rica).

	Ejercicio realizado regularmente			
	Nada o muy poco	Algo, pero no suficiente	Suficiente	No sabe si es suficiente
Panamá				
Hombres (*n* = 98)	50	35	13	2
Mujeres (*n* = 156)	72	21	5	2
Costa Rica				
Hombres (*n* = 40)	23	50	25	2
Mujeres (*n* = 73)	27	47	22	4

Fuentes: Datos inéditos y Cooperativa de Salud Integral y Nutrición; Instituto de Nutrición de Centro América y Panamá (INCAP), para Costa Rica; y Panamá, Ministerio de Salud; Panamá. Seguro Social; INCAP, para Panamá.

CUADRO 5. Porcentaje de personas de 35 a 60 años de edad con peso excesivo y obesas, San Miguelito (Panamá) y Tibás (Costa Rica).

	Índice de masa corporal (kg/m²)		
	< 25	25–29,9	≥ 30
Panamá			
Hombres (n = 98)	42	33	25
Mujeres (n = 156)	32	43	25
Costa Rica			
Hombres (n = 40)	48	40	12
Mujeres (n = 73)	41	44	15

Fuentes: Datos inéditos y Cooperativa de Salud Integral y Nutrición; Instituto de Nutrición de Centro América y Panamá (INCAP), para Costa Rica; y Panamá, Ministerio de Salud; Panamá, Seguro Social; INCAP, para Panamá.

Se puede suponer que, en general, los hombres tienen equilibrio energético pues mantienen un peso bastante constante, excepto cuando hay fluctuaciones estacionales relacionadas con las migraciones temporales y los cambios de trabajo físico relacionados con el ciclo de producción agrícola.

La influencia de los cambios del medio ambiente sobre la actividad física y la composición corporal de los hombres de ingresos bajos está ilustrada en un estudio realizado en la Ciudad de Guatemala sobre campesinos convertidos en soldados (23, 24). Se estudió un grupo de esos hombres, de 20 ± 2 años en el momento del reclutamiento para el servicio militar y después de 16 meses de su ingreso al ejército (23, 24). Su ingesta alimentaria diaria antes de ingresar al ejército era comparable a la de otros hombres de las zonas rurales de Guatemala en condiciones similares (21). A los 16 meses, se calculó la ingesta media de ese grupo con el método de inventario y el análisis compuesto de regímenes de alimentación representativos. Se supuso que el gasto energético total antes del reclutamiento

FIGURA 5. Prevalencia de hábitos sedentarios en seis ciudades latinoamericanas, 1987.

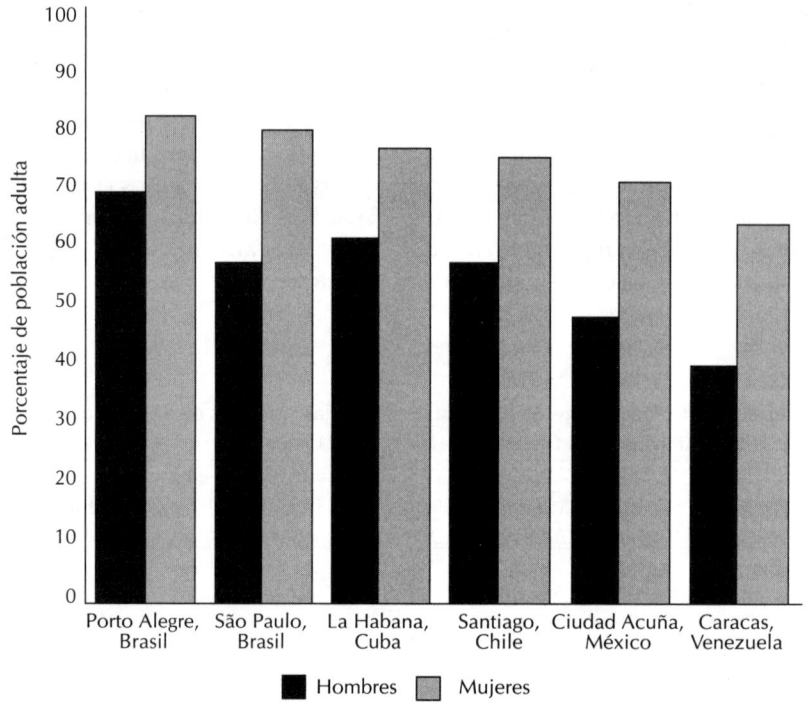

Fuente: Pan American Health Organization. Risk factors for chronic disease study. Datos preliminares.

era equivalente a la ingesta energética media, ya que todos los hombres declararon que habían tenido un peso estable durante varios meses antes entrar al ejército. A los 16 meses, se hizo una evaluación del peso corporal utilizando diarios de actividades y mediciones o estimaciones del costo energético de las actividades. Se evaluó la composición corporal para tomar mediciones del agua total y extracelular del cuerpo (con técnicas de dilución de antipirina y tiocianato).

Después de las primeras semanas de entrenamiento básico, los soldados informaron que su actividad física era sustancialmente menor que la exigida por su modo de vida agrícola anterior a su entrada al ejército. Como indica el Cuadro 6, después de 16 meses en el ejército su ingesta energética media excedía el gasto en 470 kcal/día. En promedio, habían aumentado 6,4 kg de peso, sobre todo en forma de grasa, que aumentó 88%.

Los cambios observados en 12 cadetes de 18 ± 1 años, estudiados en el momento de ingresar a la escuela militar de Guatemala y 8 y 16 meses después, son un ejemplo del efecto contradictorio que tiene la actividad física en la composición corporal de los hombres jóvenes sanos (23, 24). La ingesta energética media del grupo se calculó con el método de inventario y el análisis compuesto de regímenes de alimentación representativos. El gasto energético y la composición corporal se evaluaron de la manera descrita en el caso de los soldados.

Después de ingresar a la academia militar, los cadetes se volvieron más activos y permanecieron así mediante la participación diaria en ejercicios físicos y deportes. Su ingesta de energía aumentó en proporción del gasto energético, pero aumentaron 4,3 kg de peso en 16 meses (Cuadro 7). Ese aumento fue, sobre todo, de masa corporal magra pues mostraron una reducción de la grasa corporal, un aumento de la excreción urinaria de creatinina y cambios en las medidas antropométricas indicativas de crecimiento muscular.

Esos estudios muestran que cuando los hombres se trasladan a un ambiente donde consumen más alimentos, tendrán más masa corporal magra si aumenta la actividad física. Si esta se reduce, engordarán.

CONCLUSIONES

Aunque no hay estudios longitudinales sobre la actividad física de las personas en América Central, a medida que envejecen o se trasladan de las zonas rurales a las urbanas, los efectos del envejecimiento en la actividad física, los cambios de la estructura de la población por edad, los resultados de estudios sobre el gasto energético y los patrones de actividad en algunas comunidades rurales y urbanas de América Central, y las tendencias de la urbanización en la región indican a todas luces que hay una tendencia hacia el sedentarismo, acompañada de aumentos en

CUADRO 6. Ingesta energética media diaria, gasto energético y cambios del peso y la composición corporal de los hombres de las zonas rurales en el momento de entrar al ejército guatemalteco y 16 meses después ($n = 17$, 20 ± 2 años de edad).[a]

	Ingesta energética (kcal/día)	Gasto energético (kcal/día)	Peso (kg)	Estatura (cm)	Índice de masa corporal	Grasa (%)[b]
Inicial	3.000	3.000	54,9 ± 6,6	155 ± 6	22,8 ± 2,8	7,8 ± 5,5
16 meses	3.170	2.700	61,3 ± 7,5	156 ± 6	25,2 ± 3,0	14,7 ± 5,8

[a] Media ± desviación típica. Se citan solamente los valores medios de la ingesta y del gasto energéticos por causa de los métodos de estimación empleados.
[b] Calculado a partir del total de agua en el cuerpo determinado con una dilución de antipirina.
Fuentes: Saravia-Camacho F (23); Viteri FE (24).

CUADRO 7. Ingesta energética media diaria, gasto energético, peso y composición corporal de los cadetes en el momento de su ingreso a la escuela militar y 8 y 16 meses después ($n = 12$, 18 ± 1 años de edad en el momento del ingreso).[a]

	Ingesta energética (kcal/día)	Gasto energético (kcal/día)	Peso (kg)	Estatura (cm)	Índice de masa corporal	Grasa (%)[b]
Inicial	3.031	3.000	$59,9 \pm 8,1$	168 ± 6	$21,2 \pm 2,9$	$15,2 \pm 6,3$
8 meses			$61,5 \pm 9,1$	169 ± 6	$21,5 \pm 3,0$	$9,3 \pm 4,7$
16 meses	3.279	3.200	$64,2 \pm 8,6$	169 ± 6	$22,5 \pm 3,1$	$8,1 \pm 5,8$

[a]Media ± desviación típica. Se citan solamente los valores medios de la ingesta y del gasto energéticos debido a los métodos de estimación empleados.
[b]Calculado a partir del total de agua en el cuerpo determinado con una dilución de antipirina.
Fuentes: Saravia-Camacho F (23); Viteri FE (24).

el sobrepeso y la grasa corporal. Eso afecta a las personas de nivel socioeconómico bajo, y probablemente a otras también. Por lo tanto, todo programa integral para reducir el riesgo de la obesidad debe incluir medidas para aumentar la actividad física de la población y reducir el sedentarismo.

REFERENCIAS

1. Torún B, Viteri FE. Energy requirements of preschool children and effects of varying energy intakes on protein metabolism. *Food Nutr Bull* 1981;5(Suppl): 229–41.
2. Viteri FE, Torún B. Nutrition, physical activity and growth. En: Ritzen M, Aperia A, Hall K, Larsson A, Zetterberg A, Zetterstrom R, eds. *The biology of normal human growth*. New York: Raven Press; 1981:265–73.
3. Spurr GB, Reine JC. Influence of dietary intervention of artificially increased activity in marginally undernourished Colombian boys. *Eur J Clin Nutr* 1986;42: 835–846.
4. Viteri FE, Torún B. Ingestión calórica y trabajo físico de obreros agrícolas en Guatemala. *Bol of Sanit Panam* 1975;78:58–74.
5. Torún B, Flores R, Viteri FE, Immink M, Díaz E. Energy supplementation and work performance: summary of INCAP studies. En: Yong KW, Cha LY, Yull LK, Soon JJ, He KS, eds. *Proceedings of the New Era/Global Harmony through Nutrition 14th International Congress on Nutrition, vol 1: symposium lectures.* Seoul: Ewha Woman's University; 1990:306–309.
6. Grosky RD, Calloway DH. Activity pattern changes with decreases in food energy intake. *Hum Biol* 1983;55:577–586.
7. Brooks GA, Fahey TD. *Exercise physiology: human bioenergetics and its applications.* New York: Macmillan; 1984.
8. Brooks GA, Fahey TD. *Fundamentals of human performance.* New York: Macmillan; 1987.
9. United Nations Population Division. *World population prospects: the 1992 revision.* New York: UN; 1993.
10. Organización Mundial de la Salud, ed. *Dieta, nutrición y prevención de enfermedades crónicas. Informe de un Grupo de Estudio de la OMS.* Ginebra: OMS; 1990. (Serie de Informes Técnicos 797).
11. Organización Panamericana de la Salud. *Las condiciones de salud en las Américas.* Edición de 1994. Washington, DC: OPS; 1994. (Publicación Científica 549).
12. Comisión Económica para América Latina y el Caribe. *Magnitud de la pobreza en América Latina en los años ochenta.* Santiago: CEPAL; 1991. (Estudios e Informes 81).
13. Viteri FE, Torún B, Galicia JC, Herrera E. Determining energy costs of agricultural activities by respirometer and energy balance techniques. *Am J Clin Nutr* 1971;24:1418–1430.
14. Viteri FE, Torún B, Hernández F, Flores R. Gasto energético en distintas épocas agrícolas en la cooperativa "El Cacahuito" en la costa sur de Guatemala. En: Instituto de Nutrición de Centro América y Panamá. *Informe anual INCAP 1979.* Guatemala: INCAP; 1979:129–130.
15. Torún B. Incremento de la actividad física mediante mejoría del estado nutricional. *Arch Latinoam Nutr* 1989;39:308–326.
16. Organización Mundial de la Salud, ed. *Necesidades de energía y proteínas. Informe de una Reunión Consultiva Conjunta FAO/OMS/ONU de Expertos.* Ginebra: OMS; 1985. (Serie de Informes Técnicos 724).
17. McGuire JS, Torún B. Dietary energy intake and energy expenditure of women in rural Guatemala. *Food Nutr Bull* 1984;10(Suppl):175–186.
18. Panamá, Ministerio de Salud; Panamá, Caja del Seguro Social; Organización Panamericana de la Salud, Instituto de Nutrición de Centro América y Panamá. *Diagnóstico de enfermedades crónicas y factores de riesgo*

en San Miguelito, Panamá, 1993. Guatemala: INCAP; 1993.
19. Cooperativa de Salud Integral y Nutrición (Costa Rica), Instituto de Nutrición de Centro América y Panamá. *Proyecto promoción de la salud y prevención de enfermedades crónicas relacionadas con alimentación y nutrición: diagnóstico situacional.* Guatemala: INCAP; 1994.
20. Organización Panamericana de la Salud. *Las condiciones de salud en las Américas.* Edición de 1986. Washington, DC: OPS; 1986. (Publicación Científica 500).
21. Organización Panamericana de la Salud, Instituto Nacional de Centro América y Panamá; United States. Department of Health and Human Services, National Institutes of Health, Office of International Research.

Evaluación nutricional de la población de Centro América y Panamá. Guatemala: INCAP; 1969.
22. Schneider RE, Torún B, Shiffman M, Anderson C, Helms R. Absorptive capacity of adult Guatemalan rural males living under different conditions of sanitation. *Food Nutr Bull* 1981;5(Suppl):139–149.
23. Saravia-Camacho F. Estudios sobre la composición corporal del adulto guatemalteco [tesis de maestría]. Guatemala: Universidad de San Carlos, Facultad de Medicina; 1965.
24. Viteri FE. Considerations on the effect of nutrition on the body composition and physical working capacity of young Guatemalan adults. En: Scrimshaw NS, Altschul AM, eds. *Amino acid fortification of protein foods.* Cambridge, MA: MIT Press; 1969:350–375.

La transición epidemiológica en países seleccionados: estudios de casos

OBESIDAD Y POBREZA: UN DESAFÍO PENDIENTE EN CHILE

Cecilia Albala[1] y Fernando Vío[2]

La situación de salud en América Latina ha experimentado importantes transformaciones en las últimas décadas debido a los cambios demográficos y socioeconómicos que se produjeron, especialmente la rápida urbanización y el creciente proceso de industrialización. El descenso de las tasas de mortalidad y fecundidad han modificado la estructura de edad de la población y las causas de mortalidad y morbilidad, dando como resultado un aumento de la expectativa de vida y un incremento de la población mayor de 60 años. Asimismo, las muertes por causas evitables se desplazaron desde la niñez hacia las edades mayores, y las enfermedades transmisibles dieron paso a las enfermedades crónicas como causas de muerte (1).

En Chile, esos cambios ocurrieron con notable rapidez. En la década de 1960, los indicadores de salud eran semejantes, en promedio, a los indicadores de los otros países de América Latina: tasas elevadas de mortalidad materna e infantil y alta prevalencia de las enfermedades infecciosas y la desnutrición. En los años noventa, el escenario nacional se modificó completamente: las inversiones públicas en educación, agua potable, saneamiento ambiental, salud y nutrición (2) jugaron un papel muy importante en la reducción de las enfermedades transmisibles y la desnutrición y, por extensión, en la mejora de la situación general de salud de la población (3).

Los cambios epidemiológicos en el país se caracterizaron por la disminución de las patologías de origen infeccioso y el incremento progresivo de las enfermedades crónicas y los accidentes. En 1970, los accidentes representaban 53,7% de todas las causas de muerte; en 1990, el porcentaje llegó a 75,1% (1). Simultáneamente, aumentó en forma notable la prevalencia de los factores de riesgo de las enfermedades crónicas. El régimen inadecuado de alimentación, la obesidad, el tabaquismo, el alcoholismo, la delincuencia, el sedentarismo y las condiciones laborales deficientes, han contribuido al predominio de las enfermedades cardiovasculares, el cáncer y los accidentes (4). También han adquirido importancia las enfermedades mentales en los adultos y las enfermedades perinatales y congénitas en los niños.

La inversión de la situación nutricional, con una importante disminución de la desnutrición infantil y un aumento de la obesidad en todos los grupos de edad (5, 6), es un hecho muy evidente en los estratos socioeconómico bajos (7). Es importante señalar que, si bien la relación causal entre obesidad, salud y enfermedad no está claramente establecida, los es-

---
[1] Universidad de Chile, Instituto de Nutrición y Tecnología de los Alimentos, Departamento de Epidemiología Nutricional, Santiago, Chile.
[2] Universidad de Chile, Instituto de Nutrición y Tecnología de los Alimentos, Santiago, Chile.

tudios epidemiológicos indican que la obesidad de los adultos se relaciona directamente con el aumento de los índices de mortalidad y constituye un factor de riesgo importante de la hipertensión, la diabetes, las dislipidemias y la cardiopatía coronaria (8).

El estudio colaborativo multicéntrico de la Red Internacional de Epidemiología Clínica (International Clinical Epidemiology Network, INCLEN) efectuado en poblaciones urbanas de cinco países latinoamericanos y siete países asiáticos (9), investigó la relación entre el índice de masa corporal (IMC), las variables biomédicas y el nivel socioeconómico. Los resultados del estudio mostraron una asociación positiva entre el IMC y el colesterol y la hipertensión arterial, y subrayaron la importancia de los esfuerzos por reducir el IMC para disminuir el riesgo de padecer enfermedades cardiovasculares. También se encontró una asociación semejante entre la obesidad y otras enfermedades crónicas como la colelitiasis, algunos tipos de cáncer y enfermedades osteomusculares, respiratorias y mentales (10–12).

Aunque existe consenso con respecto a que la obesidad es el resultado de una vulnerabilidad genética que se suma a condiciones ambientales adversas, la sola influencia del atributo familiar no es suficiente para explicar el aumento de esta enfermedad en la mayoría de los países. La clara contribución de los factores del ambiente en el desarrollo de la obesidad se observa en el hecho de que en los últimos 50 años aumentó la proporción de obesos, pero no hubo modificaciones en la composición genética de la población chilena. Este capítulo analiza los factores socioeconómicos, demográficos y epidemiológicos, y los modos de vida relacionados con la obesidad en Chile; asimismo, describe las características de los factores de riesgo de las enfermedades crónicas de origen nutricional.

SITUACIÓN SOCIOECONÓMICA, DEMOGRÁFICA Y EPIDEMIOLÓGICA EN CHILE

Situación socioeconómica

Chile ha vivido un proceso progresivo de urbanización a partir de la década de 1930, llegando a tener una población urbana de 83,5% en 1994. Concomitantemente, se redujo el analfabetismo y se lograron importantes mejoras en las condiciones de saneamiento ambiental y disponibilidad de agua potable (Cuadro 1). En los últimos años, el país ha experimentado un sostenido crecimiento económico con un promedio anual de 6,4% durante el período 1990–1995. Sin embargo, la distribución del ingreso es muy asimétrica y no ha variado desde los años setenta: el quintil con ingresos más altos representa 20% del total de la población pero percibe 51,6% del ingreso nacional; el quintil con ingresos más reducidos recibe solamente 4,6% de ese ingreso (Cuadro 2).

CUADRO 1. Cambios socioeconómicos, Chile, 1970–1994.

	1970	1994	Variación entre 1970 y 1994 (%)
Población urbana (%)	75,1	83,5	+11,2
Viviendas urbanas con agua potable (%)	58,0	95,2	+64,1
Viviendas urbanas con alcantarillado (%)	35,0	84,4	+141,1
Adultos analfabetos (%)	11,0	5,7	–48,2
PIB[a] per cápita (US$)	2.230,0	3.020,0	+35,4
PIB quintil superior de ingreso (%)	44,5	57,8	+29,9
PIB quintil inferior de ingreso (%)	7,6	5,4	–28,9

[a]PIB = Producto interno bruto.
Fuente: Chile, Instituto Nacional de Estadísticas. *Anuario Demográfico 1994.* Santiago: INE; 1994.

CUADRO 2. Distribución del ingreso total, Chile, 1978 y 1994.

Quintiles de ingreso	Ingreso total	
	1978 (%)	1994 (%)
I (más pobre)	4,6	4,6
II	9,5	8,5
III	14,1	12,4
IV	19,9	18,4
V (más rico)	51,9	56,1

Fuente: Chile, Ministerio de Planificación y Cooperación (*13*).

Variables demográficas

En los últimos años, la tasa de fecundidad total se ha mantenido baja (2,6) y la mortalidad general ha disminuido; en especial, la tasa de mortalidad infantil fue de 12 por 1.000 nacidos vivos en 1995. Como resultado, la esperanza de vida al nacer aumentó casi 10 años entre 1970 y 1993 (*4*), y tanto la estructura de edades de la población como la proporción de muertes por grupos de edad cambiaron de modo notable: los valores de ambas variables aumentaron en el grupo de las personas mayores de 64 años de edad y disminuyeron en el grupo de personas menores de 15 años de edad (Cuadro 3).

Situación epidemiológica

Entre 1970 y 1995, la tasa de mortalidad infantil disminuyó de 82,2 a 12,0 por 1.000 nacidos vivos (−85%). Esas cifras representan alrededor de la tercera parte del valor promedio en los países de América Latina y la mitad del valor en América Latina y el Caribe en conjunto durante el mismo período (−46,3%); no obstante, el porcentaje duplica el valor promedio de los países desarrollados. Con respecto a la mortalidad para todas las edades, aunque las defunciones por enfermedades infecciosas y parasitarias disminuyeron de 10,9% a 2,7% en el total de las muertes, aumentó la proporción de defunciones por enfermedades cardiovasculares y tumores malignos (las dos primeras causas de muerte) (Cuadro 4). Si bien entre 1970 y 1992 las tasas de mortalidad por enfermedades cardiovasculares descendieron de 189,6 a 161,1 por 100.000 habitantes, esas enfermedades siguen siendo la primera causa de muerte en Chile, y su participación relativa entre todas las causas de muerte aumentó de 22,3% a 28,5% durante el período. Por otra parte, aunque desde aproximadamente 1975 las tasas de mortalidad por enfermedad isquémica del corazón y enfermedades cerebrovasculares tuvieron una pequeña disminución en el grupo de 34 a 74 años de edad, aumentó el riesgo de contraer cáncer, particularmente en aquellas localizaciones relacionadas con los modos de vida poco saludables, por ejemplo, el cáncer de vesícula, próstata, mama, pulmón y el cáncer colorrectal, asociados con la obesidad, la dieta y el tabaquismo (*8*). En forma similar a lo que ocurre en los países desarrollados, las enfermedades mentales aparecieron como importantes causas de morbilidad e invalidez y como factores de riesgo de enfermedades crónicas a causa del alcoholismo, la drogadicción y su secuela de accidentes y violencias.

En los últimos años, los factores de riesgo de enfermedades crónicas son muy frecuentes y presentan un aumento alarmante entre la población chilena. Los estudios efectuados

CUADRO 3. Distribución proporcional de la población y de las defunciones por grupos de edad, Chile, 1970–1993.

Grupos de edad (años)	Población (%)			Defunciones (%)		
	1970	1993	Variación (%)	1970	1993	Variación (%)
0–14	39,2	29,4	−25,0	31,8	7,8	−75,5
15–64	55,8	64,0	+14,7	33,6	32,2	−4,2
65 y más	5,0	6,6	+32,0	34,6	60,0	+73,4

Fuente: Chile, Instituto Nacional de Estadísticas (*14*).

CUADRO 4. Porcentaje total de defunciones por grupos de causas, Chile, 1970, 1982 y 1993.

Grupos de causas	1970	1982	1993
Enfermedades del aparato circulatorio (A80–88)[a], (390–459)[b]	22,3	27,6	28,5
Tumores malignos (A45–59)[a], (140–208)[b]	12,0	16,8	20,9
Accidentes y violencias (AN138–150+AE138–149), (800–999)[b]	19,0	12,1	12,0
Enfermedades del aparato respiratorio (A89–96)[a], (460–519)[b]	17,4	8,5	11,8
Enfermedades del aparato digestivo (A97–104)[a], (520–579)[b]	6,9	8,6	6,2
Signos, síntomas y estados morbosos mal definidos (A137)[a], (780–799)[b]	4,5	8,8	5,8
Enfermedades infecciosas y parasitarias (A1–44)[a], (1–139)[b]	10,9	3,8	2,7
Causas perinatales (A131–135)[a], (760–779)[b]	5,0	3,5	1,6
Todas las otras causas	2,0	10,3	10,5
Total	100,0	100,0	100,0

[a]CIE-8.
[b]CIE-9.
Fuente: Chile, Instituto Nacional de Estadísticas (*14*).

por Berríos et al. entre 1988 y 1992 (*7, 15*) en muestras poblacionales representativas de la Región Metropolitana de Santiago muestran un incremento de todos los factores de riesgo, con excepción del hábito de fumar en los hombres (*16*) (Cuadro 5).

SITUACIÓN NUTRICIONAL Y OBESIDAD

El perfil nutricional de Chile ha cambiado rápidamente en las dos últimas décadas. Las altas tasas de desnutrición infantil de la década de 1970 (15,5% en 1975), descendieron a valores muy bajos en los años noventa (5% en 1995), y el bajo peso al nacer descendió de 11,0% a 5,1% (*5*). Por el contrario, la obesidad en los niños menores de 6 años aumentó 57% entre 1985 y 1995 (Cuadro 6) y es, junto con el déficit de talla, el problema de crecimiento anormal más importante de la población infantil de las clases medio baja y baja. El Sistema Nacional de Servicios de Salud (SNSS) de Chile señaló que la prevalencia de la obesidad[3] en los menores de 6 años (1,2 millones de niños) era de 7,2% en 1995 (*17, 18*). Por su parte, en marzo de 1996 la Junta Nacional de Jardines Infantiles (JUNJI) daba a conocer una prevalencia de 9% entre sus beneficiarios, utilizando el mismo punto de corte (*6*). Esos datos también coinciden con los que entrega la Junta Nacional de Auxilio Escolar y Becas (JUNAEB): los alumnos de primer año del ciclo de enseñanza básica alcanzaron promedios de obesidad de 7,7% y 12,4% en 1994 y 1995, respectivamente, usando el mismo patrón de referencia (*19*).

En un estudio de casos y controles de niños obesos y normales de 4 a 5 años de edad que concurrían a los consultorios de atención primaria en Santiago entre 1995 y 1996, Kain J, et al. (*19*) encontraron que los niños obesos desde el nacimiento tenían un peso mayor que los niños normales y que ya eran obesos a los 36 meses de vida. Asimismo, observaron que los niños obesos tenían una talla significativamente mayor que los normales, coincidiendo con lo observado por Amador M, et al. en una investigación longitudinal realizada en Cuba (*20*). En el estudio de Santiago, el análisis del

---

[3] Proporción entre el peso y la talla cuyo valor supera las dos desviaciones estándar, según la norma del Centro Nacional de Estadísticas de Salud de los Centros para el Control y la Prevención de Enfermedades de los Estados Unidos de América (NCHS/CDC), adoptada por la OMS.

CUADRO 5. Porcentaje de variación de los factores de riesgo de las enfermedades crónicas según sexo, Santiago, Chile, 1988-1992.

Factor de riesgo	Hombres (%)			Mujeres (%)		
	1988	1992	Variación 1988-1992	1988	1992	Variación 1988-1992
Tabaquismo	47,1	43,6	−7,4	40,3	44,7	+10,9
Sedentarismo	55,4	57,8	+4,3	77,4	80,1	+3,5
Alcoholismo	57,1	61,7	+8,1	19,2	29,8	+55,2
Sobrepeso[a]	33,0	47,9	+45,2	45,1	58,8	+30,45
Hipertensión arterial	19,7	35,5	+80,2	16,7	33,4	+100,0
Hipercolesterolemia	33,8	43,3	+28,1	34,0	45,8	+34,7

[a]Índice de masa, corporal ≥ 25 kg/m².
Fuente: Berríos X, et al. (7), Berríos X (16).

efecto combinado de las variables antropométricas y socioeconómicas sobre la obesidad infantil indicó que la obesidad de la madre era la variable que tenía mayor valor explicativo.

Según se observa en el Cuadro 7, la situación es similar en las embarazadas. Entre 1987 y 1994 disminuyó el número de embarazadas de peso bajo y aumentó el número de embarazadas con sobrepeso y obesidad (21). A pesar de la alta prevalencia de obesidad, la anemia nutricional durante el embarazo también es muy prevalente: 20% de las madres presenta anemia al final del embarazo. Esa proporción se duplica cuando se define la deficiencia de hierro por medio de indicadores con mayor sensibilidad (como los índices de saturación de transferrina, ferremia, etc.).

Aunque Chile carece de un sistema de vigilancia nacional del estado nutricional de los adultos, similar al que existe para los niños y las embarazadas, se cuenta con información representativa de la población de Santiago, ciudad donde vive más de 45% de la población chilena. En 1987, Berríos et al. (7) efectuaron una encuesta sobre factores de riesgo de enfermedades crónicas en una muestra representativa de la Región Metropolitana. Los resultados de la encuesta indicaron que 13,2% de los hombres y 22,7% de las mujeres eran obesos, utilizando como indicador el índice de masa corporal (IMC) con un punto de corte de ≥27,3 kg/m² para las mujeres y ≥27,8 kg/m² para los hombres. La obesidad fue más frecuente en las edades mayores y en las mujeres; en los niveles socioeconómicos más pobres la situación era aun peor: 29,3% de las mujeres entrevistadas eran obesas. En 1992 se volvió a estudiar la misma población con una metodología similar (15): la prevalencia se aproximó a 20% en los hombres y a 40% en las mujeres. Utilizando el punto de corte de

CUADRO 6. Prevalencia de la obesidad en los niños de 0 a 6 años atendidos en el Sistema Nacional de Servicios de Salud, Chile, 1985-1995.

Grupo de edad (meses)	Obesidad[a] (%)		
	1985	1995	Variación 1985-1995
0-11	3,8	8,2	+115,8
12-23	3,8	6,6	+74,0
24-72	5,0	7,1	+42,0
Total	4,6	7,2	+57,0

[a]Obesidad = % P/T > + 2 DE (patrón NCHS/CDC).
Fuente: Chile, Ministerio de Salud (18).

CUADRO 7. Prevalencia de sobrepeso y obesidad en las embarazadas atendidas en los servicios del Sistema Nacional de Servicios de Salud, Chile, 1987-1994.

Estado nutricional[a]	1987 (%)	1994 (%)	Variación 1987-1994 (%)
Normal	42,6	35,7	−16,2
Peso bajo	25,7	16,9	−34,2
Sobrepeso	18,8	23,5	+25,0
Obesa	12,9	23,9	+85,3

[a]Según patrón Rosso-Mardones, en Rosso P, et al. (21).
Fuente: Chile, Ministerio de Salud (18).

30 kg/m², la prevalencia en 1988 bajó a 6,0% en los hombres y a 14,0% en las mujeres. Según las estimaciones del Estudio de Carga de Enfermedad en Chile, la prevalencia global de obesidad en los adultos sería de 17% en los hombres y 27% en las mujeres, con el mismo punto de corte (22). Los datos concuerdan con los obtenidos en 1996 en una muestra representativa de adultos en Valparaíso por la encuesta base del proyecto CARMEN (dirigido a prevenir y controlar los factores de riesgo comunes a las enfermedades no transmisibles): la prevalencia de la obesidad (IMC ≥30 kg/m²) fue de 15,7% en los hombres y 23% en las mujeres, con valores más altos en las edades mayores y en los estratos socioeconómicos bajos.

Régimen de alimentación

El régimen habitual de alimentación se asocia con muchas de las principales causas de muerte en Chile. La información disponible en el ámbito nacional permite suponer que la distribución calórica promedio de los macronutrientes se aproxima a las recomendaciones internacionales. Sin embargo, el promedio de carbohidratos (entre 60% y 65%), de proteínas (entre 12% y 18%) y el bajo contenido en grasas (entre 20% y 25%) probablemente esconde grandes diferencias entre los estratos sociales. Se han constatado importantes diferencias entre la alimentación de la población que percibe ingresos más altos y la que percibe ingresos más bajos (13): el patrón de consumo de grasas y los perfiles lipídicos son más altos en los grupos de mayores ingresos (23). Por otra parte, tanto la industria de la alimentación como los hábitos alimentarios de la población de Chile han experimentado grandes cambios durante las últimas décadas. El crecimiento económico y el desarrollo tecnológico del país se reflejan en nuevos modos de vida; además, la incorporación progresiva de la mujer al ámbito laboral y el aumento del número de personas que consumen una o más comidas fuera del hogar provocaron la expansión de los negocios que ofrecen comidas rápidas y de las empresas de servicios en el rubro de la alimentación.

Consecuentemente, el régimen alimentario actual de la población es muy diferente al de hace 10 años. La Encuesta Continuada del Estado Nutricional (ECEN), realizada en el período 1973–1974 fue el último estudio de seguimiento representativo del consumo de alimentos en la población chilena. El estudio de Atalah et al. (24) sobre consumo de antioxidantes en los adultos realizado en 1994, indicó que 70% de los entrevistados consumía menos de dos frutas, que 59% consumía menos de dos porciones diarias de verduras, y que la cantidad de verduras y frutas consumidas por la población no alcanza para obtener el efecto protector necesario contra determinados tipos de cáncer. Por su parte, Espinosa et al. (25) analizaron la evolución del consumo aparente de 11 alimentos índice y de macronutrientes en Chile, entre 1975 y 1994; entre los resultados se destacó el aumento del consumo de carnes y cecinas y la disminución del consumo de cereales (Cuadro 8).

En el marco del desarrollo de las Guías Alimentarias para Chile (26), en octubre de 1995 se realizó una encuesta en hombres y mujeres de 20 a 55 años que concurrieron a 120 establecimientos de salud de la Región Metropolitana, donde se atiende a la población de los estratos socioeconómicos medio bajo y bajo. Los encuestados debían recordar

CUADRO 8. Consumo aparente de alimentos índice, Chile, 1980–1994.

Alimentos [(kg/persona)/año]	1980	1994	Variación 1980–1994 (%)
Todas las carnes	32,6	55,2	+69,3
Carne bovina	15,0	21,2	+41,3
Carne ovina	1,1	0,7	−36,4
Carne porcina	5,0	11,0	+120,0
Aves	10,3	21,5	+109,0
Pescados	4,9	4,4	−10,2
Cecinas	3,5	9,9	+183,0
Huevos (unidades)	116,0	132,0	+13,8
Pan	97,0	90,0	−7,2
Leche (litros)	115,0	145,0	+26,1
Papas	50,0–54,0	50,0–54,0	0,0
Porotos	4,5	2,0	−55,6

Fuente: Espinosa F, et al. (25).

qué alimentos habían consumido durante las últimas 24 horas. Los resultados de las entrevistas a 412 hombres y 449 mujeres indicaron un aumento importante del consumo diario de grasas en comparación con otros estudios anteriores (Cuadro 9). El mismo estudio indicó que ninguna persona de la muestra había comido pescado el día anterior, que el consumo promedio de vegetales en los hombres era de solo una fruta y dos porciones de verdura, y que las mujeres consumían más frutas y lácteos y menos pan (Cuadro 10).

Actividad física

La urbanización creciente se asocia con la disminución de la actividad física y con los cambios en los hábitos alimentarios de la población. Una de las causas principales de la disminución de la actividad física es la disponibilidad del transporte de vehículos de motor y de elementos sofisticados que facilitan el trabajo en todos los ámbitos de la actividad. En esas condiciones, disminuye el gasto energético, es mayor el desequilibrio con respecto al consumo y, como consecuencia, aumenta la obesidad (27).

Berríos et al. estudiaron el sedentarismo en Chile por medio de una encuesta a una muestra representativa de Santiago (7). Al aplicar el criterio de la Organización Mundial de la Salud, que considera que una persona es sedentaria cuando realiza menos de dos sesiones semanales de ejercicios de 20 minutos cada una, encontraron que 55,4% de los hombres y 77,4% de las mujeres eran sedentarios. La misma encuesta, repetida cuatro años más tarde, indicó que esa proporción había aumentado a 57,8% entre los hombres y a 80,1% entre las mujeres (15). Con respecto a la población infantil, diversos estudios han demostrado que los juegos y las actividades educativas pasivas ayudan a disminuir el gasto energético (28), constituyéndose así en factores de riesgo de la obesidad en los niños. Un estudio reciente efectuado en Santiago (19) señala que tanto los niños obesos como los normales pasan más de tres horas diarias frente al televisor y que esa cifra aumenta a cuatro horas en los días feriados.

Colesterol

La relación que existe entre los niveles séricos elevados de colesterol y las enfermedades cardiovasculares es bien conocida; asimismo, es sabido que la obesidad produce alteraciones del perfil lipídico, especialmente en lo que se refiere al colesterol asociado a las lipoproteínas de alta densidad (8–12). Los estudios de más de 2.000 niños y adolescentes de ambos sexos realizados en Concepción por Casanueva et al. (29), demostraron un promedio de colesterol total de 160 mg/dl; 9% de los niños y 12% de las niñas presentaban niveles superiores a 200 mg/dl. En un estudio previo (30), el mismo autor había demostrado una importante diferencia entre los niños de las zonas urbanas y rurales: los niños que

CUADRO 10. Mediana de consumo diario de alimentos seleccionados en la población seleccionada de la Región Metropolitana de Santiago, Chile, 1995.

Productos	Consumo diario	
	Hombres	Mujeres
Lácteos (ml)	180	200
Azúcares (g)	28	20
Pan (g)	280	200
Carnes (g)	100	60
Pescados (g)	0	0
Frutas (g)	83	140
Verduras (g)	190	178

Fuente: Benavides X, et al. (26).

CUADRO 9. Promedio de ingesta diaria de nutrientes y porcentaje del cómputo calórico total diario en la población atendida en los establecimientos del Servicio de Salud Metropolitano, Santiago, Chile, 1995.

	Hombres		Mujeres	
Ingesta diaria	Promedio diario	Calorías (%)	Promedio diario	Calorías (%)
Proteínas (gr)	84	14,4	58	13,9
Grasas (gr)	70	27,1	53	28,6
Carbohidratos (gr)	340	58,5	240	57,5
Energía (cal)	2.324	100,0	1.668	100,0

Fuente: Benavides X, et al. (26).

habitaban en áreas rurales tenían un promedio de colesterol de 130 mg/dl atribuido a diferencias en la alimentación, con mayor proporción de vegetales, frutas y tubérculos.

Con respecto a los adultos, el estudio de mayores de 15 años de edad realizado por Berríos et al. (31), mostró un promedio de colesterol total de 179,6 mg/dl en los hombres y de 187,9 mg/dl en las mujeres. A pesar de esos bajos promedios, 34% de los hombres y 40% de las mujeres tenían valores superiores a 200 mg/dl. De esas cifras, 40,8% de los hombres y 42,3% de las mujeres pertenecían al nivel socioeconómico alto. En contraste, solamente 27,1% de los hombres y 30,7% de las mujeres más pobres tenía niveles de colesterol superiores a 200 mg/dl. La observación coincide con el estudio de Albala C, et al. sobre el perfil lipídico de las mujeres obesas de niveles socioeconómicos alto y bajo: las mujeres más pobres tenían perfiles lipídicos significativamente inferiores a los de las mujeres de nivel socioeconómico alto (23).

CONCLUSIONES

La situación nutricional mundial ha experimentado rápidos cambios en pocos años. Especialmente en los países de América Latina y Asia se pasó de los problemas originados en el déficit nutricional a los problemas de obesidad e hiperlipidemia causados por el exceso de ciertos alimentos. La urbanización creciente se asoció a cambios en los modos de vida de las poblaciones (27), principalmente en lo que se refiere al régimen de alimentación y a la actividad física. La alimentación tradicionalmente rica en cereales, plantas y tubérculos, y baja en grasa y proteína animal, fue reemplazada por productos procesados con alto contenido de grasas y azúcar (32, 33). El cambio no afectó solamente al contenido y a la forma de preparación de los alimentos sino, también, a toda la cultura de la alimentación. Así, la estrategia publicitaria dirigida a estimular el consumo de alimentos procesados bombardea al público con mensajes emitidos durante la transmisión de programas populares de televisión, cuya sintonía también contribuye al sedentarismo.

El rápido proceso de urbanización, el aumento de la oferta de productos procesados y envasados de alto contenido calórico y la instalación de restaurantes internacionales de comida rápida en los países de América Latina han tenido una gran influencia en los hábitos alimentarios de la población urbana. El cambio de los hábitos firmemente establecidos ocurrió con una velocidad sorprendente, sobre todo en los grupos de menores ingresos que tienden a imitar conductas asociadas a los grupos de mayor bienestar socioeconómico.

En el caso de Chile, la transición nutricional se produjo en menos de 20 años. Actualmente, las enfermedades cardiovasculares son la primera causa de muerte en el país y son también las enfermedades que contribuyen con el mayor porcentaje a la carga global nacional de enfermedad (22). El sedentarismo, la obesidad y las hiperlipidemias, importantes factores de riesgo de enfermedades cardiovasculares (8), han aumentado en forma alarmante como consecuencia del incremento en el consumo total de grasa y la disminución del consumo de antioxidantes. Cuando se tiene en cuenta que el problema afecta particularmente a los niños pequeños y a las embarazadas, el aumento de la obesidad en todos los grupos de edad plantea un desafío urgente por sus graves consecuencias futuras. También tiene especial relevancia el hecho de que la obesidad y las deficiencias de minerales y micronutrientes esenciales, cuyos síntomas pueden estar enmascarados por la obesidad, son más frecuentes en los grupos de menores ingresos. La mayor prevalencia de casi todos los factores de riesgo de las enfermedades crónicas, sumada al limitado acceso a los servicios de atención de la salud y al tratamiento oportuno, hace que las personas que pertenecen a esos grupos sean especialmente vulnerables, pues consultan en forma tardía y, en consecuencia, sus trastornos se tornan más graves y tienen efectos más catastróficos.

Los graves riesgos para la salud que entraña la obesidad, hacen necesario incorporar la problemática de esta enfermedad en la agenda de aplicación de las políticas chilenas de alimentación y nutrición. Si bien es cierto que el tratamiento de la obesidad tiene un alto porcentaje de fracasos por sus frecuentes recaídas, no es menos cierto que las acciones de prevención secundaria dirigidas a la mujer (que es quien más sufre la enfermedad), tienen el beneficio agregado de la prevención primaria que puede practicar la mujer en favor de la familia y las generaciones futuras. Para evitar el peligro de una verdadera epidemia de enfermedades crónicas, es imperativo intervenir en forma activa para reducir los factores de riesgo de origen nutricional mediante la aplicación de medidas de prevención primaria desde la infancia, centradas en torno a acciones que fomenten el cambio de los modos de vida.

REFERENCIAS

1. Albala C, Vío F, Robledo A, Icaza G. The epidemiological transition in Chile. *Rev Med Chil* 1993; 121(12):1446–1455.
2. World Resources Institute, UN. Environment Programme, UN. Development Programme. *World Resources 1994–1995*. New York: Oxford University Press; 1994.
3. The World Bank. *Chile: the adult health policy challenge*. Washington, DC: The World Bank; 1995. (Country studies).
4. Albala C, Vío F. Epidemiological transition in Latin America: the case of Chile. *Public Health* 1995;109(6): 431–442.
5. Chile, Ministry of Health. Health priorities related with food and nutrition problems; 1995. Santiago: Ministry of Health; 1995.
6. Rojas J. Vigilancia del estado nutricional de niños menores de 6 años beneficiarios de JUNJI. *Rev Chil Nutr* 1996;24:34.
7. Berríos X, Jadue L, Zenteno J, Ross MI, Rodríguez H. Prevalencia de factores de riesgo de enfermedades crónicas. Estudio en población general de la región metropolitana, 1986–1987. *Rev Med Chile* 1990;118(5): 597–604.
8. Organización Mundial de la Salud, Grupo de Estudio de la OMS sobre Dieta, Nutrición y Prevención de Enfermedades Crónicas. *Dieta, nutrición y prevención de enfermedades crónicas. Informe de un grupo de estudio de la OMS*. Ginebra: OMS; 1990. (Serie Informes Técnicos 797).
9. International Clinical Epidemiology Network. Body mass index and cardiovascular disease risk factors in seven Asian and five Latin American centers: data from the International Clinical Epidemiology Network (INCLEN). *Obes Res* 1996; 4(3):221–228.
10. Kannel WB, Gordon T. Physiological and medical concomitants of obesity: the Framingham Study. En: Bray GA, ed. *Obesity in America*. Bethesda: US Department of Health, Education and Welfare, Public Health Service; 1979:125–153.
11. Willet WC, Manson JE, Stampfer MJ, Colditz GA, Rosner B, Speizer FE, et al. Weight, weight change, and coronary heart disease in women. Risk within the 'normal' weight range. *JAMA* 1995;273(6): 461–465.
12. Pi-Sunyer FX. Medical hazards of obesity. *Ann Intern Med* 1993; 119(7 Pt 2): 655–660.
13. Chile, Ministerio de Planificación y Cooperación. *Encuesta de Caracterización Socioeconómica Nacional (CASEN)*. Santiago: MIDEPLAN; 1994.
14. Chile, Instituto Nacional de Estadística, Informes demográficos de Chile de 1969, 1971, 1979, 1980, 1981, 1982, 1991, 1992 y 1993. Santiago: INE.
15. Berríos Carrasola X. Las enfermedades crónicas del adulto y sus factores de riesgo: un ejemplo de investigación epidemiológica. *Bol Esc Med* 1994;1(23): 73–79.
16. Berríos X. Tendencia temporal de los factores de riesgo de las enfermedades crónicas: ¿la antesala silenciosa de una epidemia que viene? *Rev Med Chile* 1997;125(11):1405–1407.
17. Vío F, Kain J, Gray E. Nutritional surveillance: the case of Chile. *Nutr Res* 1992;12:331–335.
18. Chile, Ministerio de Salud, Unidad de Nutrición. *Datos antropométricos de población bajo control del SNSS*. Santiago: MINSAL; 1995.
19. Kain J, Albala C, García F, Andrade M. Obesidad en el preescolar: evolución antropométrica y determinantes socioeconómicos. *Rev Med Chile* 1998;126(3): 271–278.
20. Amador M, Bacallao J, Hermelo M. Adiposity and growth: relationship of stature at fourteen years with relative body weight at differents ages and several measures of adiposity and body bulk. *Eur J Clin Nutr* 1992;46(3):213–219.
21. Rosso P, Mardones-Santander F. Gráfica de crecimiento de peso para embarazadas. Curva patrón. Santiago: Ministerio de Salud; 1985.
22. Chile, Ministerio de Salud. Estudio de prioridades de inversión en salud. Estudio carga de enfermedad. Informe final. Santiago: MINSAL; marzo de 1996.
23. Albala C, Villarroel P, Olivares S, Truffello I, Vío F, Andrade M. Mujeres obesas de alto y bajo nivel socioeconómico: composicion de la dieta y niveles séricos de lipoproteínas. *Rev Med Chile* 1989; 117(1):3–9.
24. Atalah E, Urteaga C, Rebolledo A. Consumo de alimentos aportadores de antioxidantes naturales en adultos. *Rev Chil Nutr* 1995; 23(1):34–41.

25. Espinosa F, Valiente G, Valiente S. Sistema de Información para la Vigilancia Alimentaria y Nutricional de Alimentos Índices. Santiago: Universidad de Chile, Instituto de Nutrición y Tecnología de los Alimentos; 1996.
26. Benavides X, Castillo C, Cárdenas R, Jury G, Taibo M, Urteaga C. Desarrollo de Guías Alimentarias para Chile. Antecedentes. Segundo borrador. Santiago: Universidad de Chile, Instituto de Nutrición y Tecnología de los Alimentos; 1996.
27. Wielgosz A. The contribution of urbanization and lifestyle changes to cardiovascular diseases, diabetes mellitus, and obesity in developing countries. *SCN News* 1995;13:253–259.
28. Goran M, Figueroa R, McGloin A, Nguyen V, Treuth MS, Nagy TR. Obesity in children: recent advances in energy metabolism and body composition. *Obes Res* 1995;3(3):277–289.
29. Casanueva V, Cid X, Chiang MT, Roman R, Milos C, Reyes M, et al. Serum lipid levels in children and teenagers from Chile. *Rev Med Chile* 1996;124(12):1453–1461.
30. Casanueva V, Milos C, Chiang MT, Cid X, Lopetegui B, Rodríguez MS, et al. Niveles de colesterol, C-LDL y C-HDL en niños de la etnia pehuenche; rurales: comparación con sus pares de Concepción; urbanos, Chile. *Rev Chil Pediatr* 1992; 63(5):239–244.
31. Berríos X, Jadue L, Pierotic M. Perfil lipídico en población adulta de la Región Metropolitana. *Rev Med Chile* 1992;120(3):331–333.
32. Popkin B. Nutritional patterns and transition. *Populations and Development Reviews* 1993;19:138–157.
33. Popkin BM, Keyou G, Fengying Z, Guo X, Haijiang M, Zohoori N. The nutrition transition in China: a cross-sectional analysis. *Eur J Clin Nutr* 1993;47(5):333–346.

LA TRANSICIÓN EPIDEMIOLÓGICA EN CUBA

Carmen Porrata[1], Arturo Rodríguez-Ojea[1] y Santa Jiménez[1]

La transición epidemiológica comprende las modificaciones a largo plazo en los perfiles de mortalidad, enfermedad e invalidez que caracterizan a una población específica. Por lo general, esas modificaciones coinciden con cambios demográficos, sociales, económicos y de las pautas alimentarias. La transición tiene una dirección característica: las enfermedades infecciosas asociadas a carencias vitales primarias (nutrición, agua, vivienda) van siendo reemplazadas por enfermedades crónicas y degenerativas, lesiones y trastornos mentales relacionados con factores genéticos y carencias vitales secundarias (seguridad personal o ambiental, apoyo afectivo y oportunidades para la realización plena de la potencialidad individual) (1).

En América Latina y el Caribe esa transición epidemiológica comenzó a manifestarse en la segunda mitad del siglo XX (1). En el caso de Cuba, el fenómeno apareció hacia fines de la década de 1950 con el descenso de la mortalidad por enfermedades infecciosas en los grupos más jóvenes y la ubicación de las enfermedades cardiovasculares y los tumores malignos entre las cinco primeras causas de muerte (2). Sin embargo, los cambios sociales y la aplicación de una política integral de salud a partir de 1959 provocaron una mejora progresiva de la situación de salud y tuvieron un efecto importante en el proceso de transición epidemiológica.

El presente trabajo describe las características de la transición epidemiológica en Cuba durante los últimos decenios y destaca los aspectos alimentarios y nutricionales asociados a la misma.

MÉTODOS

La descripción de la transición epidemiológica en Cuba parte del análisis de los aspectos más estrechamente asociados a la misma: la situación demográfica, las características socioeconómicas, el nivel de educación de la población, el acceso a los servicios comunitarios y de salud, la dinámica de la comercialización de los alimentos, la disponibilidad y las tendencias del consumo de alimentos, la lactancia materna, los hábitos alimentarios de la población y el perfil de morbimortalidad.

Los datos primarios se tomaron de la información oficial publicada en medios nacionales e internacionales, el informe de Cuba al Proyecto Multicentro de la Red Operativa Regional de Instituciones de Alimentación y Nutrición (RORIAN) (3), el Sistema Nacional de Vigilancia Alimentaria y Nutricional (SISVAN), el Departamento de Estadísticas del Ministerio de Salud Pública, el Instituto de Investigaciones Estadísticas del Comité Estatal de Estadísticas, el Instituto Cubano de Investigaciones y Orientación de la Demanda

---
[1] Instituto de Nutrición e Higiene de los Alimentos, La Habana, Cuba.

Interna, el Instituto de Investigaciones para la Industria Alimenticia, la Junta Central de Planificación, el Instituto Nacional de Higiene y Epidemiología, y el Instituto de Nutrición e Higiene de los Alimentos (INHA).

La disponibilidad per cápita de energía y nutrientes se obtuvo de las hojas de balance nacional de alimentos; el consumo aparente per cápita se calculó sustrayendo, de la disponibilidad total, las cantidades asignadas al turismo internacional y al personal extranjero en general y los desperdicios estimados para cada alimento. Asimismo, se analizaron las tasas anuales de mortalidad, estandarizadas y específicas por grupos de edad y sexo, según las pautas para la población tipo recomendada por la Organización Mundial de la Salud (OMS). Las causas de mortalidad fueron agrupadas según la Clasificación Estadística Internacional de Enfermedades, Novena Revisión (4), y las tendencias de mortalidad se estudiaron analizando las tasas anuales del período 1970–1993.

Los datos de morbilidad sobre la diabetes mellitus se tomaron del Registro Nacional de Dispensarización, establecido en 1979; para los datos originados a partir de 1980 se utilizó el criterio diagnóstico establecido por la OMS (5). A partir de 1992, los datos del Registro provienen de las notificaciones de los médicos de familia, que ya entonces atendían a 90% de la población. La información sobre morbilidad por tumores malignos para el período 1979–1990 se obtuvo del Registro Nacional de Cáncer. La repercusión de los cambios económicos en el suministro de alimentos y en el estado nutricional de la población a partir de 1989 se describe separadamente.

RESULTADOS

Aspectos demográficos

En 1993, la población total de Cuba era de 10.939.714 habitantes, 50,26% hombres y 49,73% mujeres; el aumento desde 1960 fue de 3.911.199 personas. La distribución por sexo era muy similar, aun en las edades avanzadas. Desde 1960 se comenzó a observar una tendencia descendente en el volumen de la población menor de 15 años de edad (11,7%) y un aumento de 4% a 8% de la población en el grupo de los individuos mayores de 65 años de edad. La tendencia indica con claridad el envejecimiento paulatino de la población.

Entre 1960 y 1990, la densidad de la población aumentó cerca de 32 habitantes/km^2, crecimiento que se considera de lento a moderado. La población urbana aumentó 15,9% (Cuadro 1), y la corriente migratoria interna se dirigió de las provincias orientales hacia las occidentales y de las zonas rurales a las urbanas. Como resultado, 75,7% de la población residía en asentamientos urbanos en 1990.

La tasa de natalidad disminuyó 62% entre 1963 (35,1 por 1.000 habitantes) y 1994 (13,4 por 1.000 habitantes). La esperanza de vida al nacer aumentó 9,93 años en las últimas tres décadas y alcanzó a 75,03 años para ambos sexos, con una diferencia entre los sexos de 3,8 años; una diferencia relativamente pequeña si se la

CUADRO 1. Datos demográficos de la población, Cuba, 1960, 1970, 1980 y 1990.

	1960	1970	1980	1990
Densidad (habitantes/km^2)	63,4	77,3	87,8	95,9
Urbanización (%)	58,4	60,5	68,4	74,3
Tasa de crecimiento poblacional (por 1.000 habitantes)	18,2[a]	19,8	12,7	8,9

[a]Comprende el período de 1950 a 1960.
Fuente: Cuba, Instituto de Investigaciones Estadísticas.

compara con la de países desarrollados con similar esperanza de vida (Cuadro 2).

Aspectos económicos

Hasta 1989 y durante casi 30 años, el país consolidó un modelo de relaciones económicas con los países del Consejo de Ayuda Mutua Económica (CAME), que le permitió establecer un programa de desarrollo e integración económica muy especializado, pero también muy dependiente del comercio exterior. Las importaciones del mercado del CAME a Cuba sumaron 63% en alimentos, 86% en materias primas, 98% en combustibles y 80% en maquinarias y equipos (6).

Educación

En 1961 se logró reducir el analfabetismo de la población general de 23,6% a 3,9%. En 1995, la tasa de analfabetismo de la población de 10 a 49 años era de 1,9% y el promedio de escolaridad, que en 1953 no alcanzaba al tercer grado, era superior al octavo grado. De la población de 6 a 14 años, 98,5% está escolarizada, y se gradúa en noveno grado alrededor de 80% de los jóvenes.

Servicios de salud y comunitarios

Todos los habitantes del país tienen la misma oportunidad de acceder a la atención de la salud, que es completa y gratuita desde la aplicación del Programa Nacional de Inmunización (1960), el Programa de Control de Enfermedades Diarreicas Agudas (1962), el Programa Nacional de Atención Materno-Infantil (1980) y los programas de educación sanitaria (7). A partir de 1984 se materializó una nueva concepción de atención primaria con la introducción y rápida extensión del modelo del médico de familia, que cubre actualmente a 94% de la población.

En 1993, la cobertura de los servicios de abastecimiento de agua potable alcanzó a 94,2% de la población urbana y 83,0% de la población rural, y el total nacional fue de 91,5% En ese mismo año, 96,6% de la población urbana y 72,0% de la población rural recibió servicios de saneamiento, por la red de alcantarillado o por fosas y letrinas, y el total nacional fue de 90,6% (6).

Comercialización de los alimentos

La importación de alimentos hasta 1985 permitió aumentar la disponibilidad y lograr que el consumo alimentario fuera más acorde con las necesidades nutricionales. La importación se concentró en los alimentos que el país no estaba en condiciones de producir (Cuadro 3). En 1989 se importaron 99% de los frijoles disponibles, 94% de las grasas, 79% de los cereales, 44% de los pescados, 38% de la leche y sus derivados y 21% de las carnes. Esta situación originó una gran dependencia del comercio exterior. Las importaciones de ese año

CUADRO 2. Esperanza de vida al nacer, Cuba, 1960 a 1995.

Años	Mujeres	Hombres	Total	Diferencia
1960–1965	67,05	63,26	65,10	3,79
1969–1971	71,28	68,55	70,04	2,73
1981–1982	75,77	72,32	73,93	3,45
1988–1989	76,80	72,89	74,75	3,91
1990–1995	76,98	73,18	75,03	3,80

Fuente: Cuba, Instituto de Investigaciones Estadísticas.

CUADRO 3. Importación de alimentos seleccionados, Cuba, 1975, 1980, 1983–1985 y 1986–1989[a].

Alimentos	1975	1980	1983–1985	1986–1989
Trigo	54,4	89,3	123,8	113,6
Harina de trigo	34,5	30,5	17,5	17,2
Arroz	21,5	23,5	21,2	20,6
Papas	3,0	4,1	2,9	1,9
Frijoles	8,2	10,7	12,0	11,2
Frutas y vegetales en conserva	0,8	2,7	1,6	0,7
Leche en polvo	5,4	4,0	3,6	3,4
Carne de ave	3,3	2,0	2,1	2,4
Carnes en conserva	3,6	3,6	4,3	3,4
Pescado	6,7	4,2	4,7	4,6

[a] Cifras en (kg/año)/cápita.
Fuente: Cuba, Junta Central de Planificación. Informe estadístico, 1989.

representaron 53% y 56% de la energía y las proteínas disponibles, respectivamente.

Desde principios de la década de 1960 se estableció un sistema de distribución racionada para permitir un acceso equitativo de la población a los alimentos disponibles, con precios regulados y subsidiados por el Estado. A partir de 1981 se estableció una red que comercializaba una amplia gama de productos alimentarios no racionados, a precios superiores. Además, la alimentación social distribuía a precios bajos una parte importante de la oferta de alimentos a los estudiantes de todos los niveles de enseñanza, la población hospitalaria y los trabajadores. Hasta 1989, el sistema de racionamiento y la alimentación social permitieron el acceso equitativo de una gran parte de la población a 72% del aporte energético y de las proteínas consumidas.

Disponibilidad y consumo de alimentos

En las tres décadas estudiadas, la disponibilidad de alimentos permitió el aumento paulatino de la ingestión de energía (11%) y proteínas (33%) (Cuadro 4). Los datos de las encuestas de consumo de alimentos entre 1980 y 1989 indican que los porcentajes de adecuación para la ingestión de energía y proteínas se ubicaban dentro de límites normales (3), y que el aporte de las proteínas a la energía total fue de 11% a 15%, el de los carbohidratos de 40% a 58% y el de las grasas de 27% a 48%. En un informe técnico de 1990, el INHA indicó que, a pesar de las cifras alcanzadas en la ingestión de energía, el consumo de vitamina A, vitamina C, hierro y calcio, entre otros nutrientes, fue insuficiente en muchos casos.

Las características del régimen alimentario cubano que favorecieron la presencia de enfermedades crónicas y degenerativas en ese período son, entre otras, la ingestión excesiva de azúcar con un consumo de 52,7 kg per cápita en 1988 (19% del consumo total de energía); el consumo bajo de cereales integrales; el consumo bajo de hortalizas y frutas, debido a su disponibilidad estacional y la falta de hábitos adecuados de alimentación; la proporción baja de grasas de origen vegetal, menos de la tercera parte de la grasa total consumida; el consumo excesivo de alimentos fritos; el uso habitual de grasas recalentadas; el consumo bajo de pescado, y la distribución inadecuada en la ingestión de energía entre las diferentes comidas del día: un desayuno deficiente en el que se ingiere 4,4% de la energía total consumida a diario, y una cena excesiva en la que se ingiere 42,6% de esa energía total (3).

Lactancia materna

En el estudio nacional de prevalencia de la lactancia materna realizado en 1973, se encontró que 90% de los niños eran amamantados con leche materna hasta los siete días de vida; esa proporción disminuía a 45% a los 3 meses, incluidos los lactantes y los niños que recibían una alimentación mixta. En 1990, la prevalencia de la lactancia materna exclusiva durante la primera semana de vida fue de 63%, 25% a los 3 meses y 16% a los 6 meses. En las áreas rurales, la prevalencia y duración de la lactancia materna fue mayor. Además, se observó un índice alto en la introducción precoz de jugos de frutas y carnes y en la introducción tardía de verduras y pescados (8, 9).

MORTALIDAD

Las tasas de mortalidad infantil y de menores de 5 años descendieron en forma llamati-

CUADRO 4. Disponibilidad per cápita de energía y nutrientes, Cuba, 1960, 1970, 1980, 1989.

	1960	1970	1980	1989
Energía (kcal)	2.550	2.565	2.867	2.835
Proteínas (g)	57	69	75	76
Animal (g)	17	31	34	35
Vegetal (g)	40	38	41	41
Grasas (g)	...[a]	61	76	74
Carbohidratos (g)	...[a]	436	470	466

[a] Datos no disponibles
Fuente: Cuba, Instituto Cubano de Investigaciones y Orientación de la Demanda Interna, y Oficina Central de Estadísticas.

va a partir de 1970. También se redujeron las tasas estandarizadas de mortalidad general de la población (Cuadro 5). En 1994, la tasa de mortalidad infantil llegó a 9,9 por 1.000 nacidos vivos y a 12,8 por 1.000 nacidos vivos para los menores de 5 años.

Con respecto a las 10 primeras causas de muerte durante los años 1970, 1980 y 1990, las enfermedades del corazón ocuparon el primer lugar a partir de 1970 y los tumores malignos el segundo. Las enteritis y las anomalías congénitas dejaron de figurar entre las 10 primeras causas después de 1980. Otro cambio importante fue el ascenso de la diabetes mellitus (DM) del octavo al sexto lugar (Cuadro 6). Las tasas estandarizadas de mortalidad por enfermedades del aparato circulatorio (códigos 390 a 459 en la CIE-9) (4) tendieron a disminuir, con excepción de la mortalidad por enfermedades isquémicas del corazón que aumentó en los hombres de 25 a 64 años de edad. La expresión clínica más frecuente de esas enfermedades fue el infarto agudo del miocardio con una letalidad de 72% en 1991 (un valor alto si se lo compara con el de los países más desarrollados).

Las principales localizaciones de los tumores en los hombres fueron, en orden decreciente de frecuencia, el pulmón, la próstata, el colon y el recto, y el estómago. En las mujeres fueron la mama, el pulmón, el colon y el recto, y el cuello del útero. Las tasas estandarizadas de mortalidad por tumores malignos (códigos 140 a 208 de la CIE-9) (4) se mantuvieron estables, con excepción de la mortalidad por cáncer de próstata que aumentó en los hombres mayores de 45 años de edad. También aumentó la tendencia a la mortalidad por cáncer de mama en las mujeres mayores de 65 años. La mortalidad por DM tuvo una tendencia ascendente, con tasas específicas por edad y sexo similares hasta los 45 años de edad. En las edades mayores, las tasas fueron más altas en las mujeres. La mortalidad por enfermedades infecciosas y parasitarias (códigos 001 a 139 de la CIE-9), y por infecciones respiratorias agudas (códigos 460 a 487 de la CIE-9) (4) tuvo una franca tendencia al descenso, con excepción del aumento de la mortalidad por enfermedades diarreicas en el grupo de los mayores de 45 años.

MORBILIDAD

Obesidad

De acuerdo con los datos del SISVAN, entre los años 1985 y 1990 el porcentaje de obesos se redujo de 2,3% a 1,9% en los niños menores de 1 año, y de 1,6% a 1,0 % en los niños de 1 a 4 años.[2] En algunos estudios aislados en los que se analizaron ambos sexos, el intervalo de frecuencia de obesidad en los adultos en la década de 1980 fue de 15% a 31%. En otros estudios, la frecuencia observada fue de 8% a 39 % en los hombres y de 20% a 47% en las mujeres. En los menores de 15 años de edad, el intervalo de frecuencia fue de 7% a 19% (3).

Para obtener datos antropométricos de los adultos de 20 a 60 años de ambos sexos, se midió a los padres de los individuos seleccionados en la muestra para la Segunda Encuesta Nacional de Crecimiento y Desarrollo de 1982 ($n = 31.662$), residentes de áreas urbanas y rurales de las 14 provincias del país. Según los valores del índice de masa corporal (IMC), 26,4% de los hombres y 27,2% de las mujeres presentaban obesidad de grado I, y 5,1% de

CUADRO 5. Tasas de mortalidad brutas y estandarizadas por 1.000.000 habitantes, y tasas de mortalidad infantil y de menores de 5 años por 10.000 nacidos vivos, Cuba, 1970, 1980 y 1990.

Mortalidad	1970	1980	1990
Tasas brutas	627,4	569,6	680,4
Tasas estandarizadas	688,8	582,4	607,0
Infantil	38,7	19,6	10,7
Menores de 5 años	43,8	24,3	13,1

Fuente: Cuba, Ministerio de Salud Pública, Departamento de Estadísticas.

[2] Criterio diagnóstico: > percentil 97 de peso para la talla, de acuerdo con las normas nacionales (Informe técnico del INHA, 1991).

CUADRO 6. Tasas de mortalidad por 100.000 habitantes, según las principales causas de muerte, Cuba, 1970, 1980 y 1990.

Causas	1970	1980	1990
Enfermedades del corazón	85,2	165,3	173,6
Tumores malignos	115,3	108,7	114,9
Enfermedades cerebrovasculares	70,8	55,2	56,9
Accidentes	37,2	33,3	43,0
Influenza y neumonía	43,6	41,7	25,5
Diabetes mellitus	12,1	11,1	19,1
Suicidio	13,1	21,3	18,4
Bronquitis, enfisema y asma	14,3	7,3	9,8
Cirrosis y otras enfermedades crónicas del hígado	7,9	6,0	7,8
Ciertas afecciones perinatales[a]	300,7	170,7	89,9
Enteritis[b]	15,2	4,0	...[c]
Anomalías congénitas[b]	12,3	11,3	...

[a] Tasa específica.
[b] No incluida entre las 10 primeras causas de muerte.
[c] Datos no disponibles.
Fuente: Cuba, Ministerio de Salud Pública, Departamento de Estadísticas.

los hombres y 11,7% de las mujeres presentaban obesidad de grado II. Solo en las mujeres, se detectó obesidad de grado III en 0,5% del total. Por otra parte, se observó una relación directa entre un nivel educacional alto y el grado de obesidad en los hombres; en las mujeres, la observación fue válida solamente para la obesidad de grado I (10).

Hipertensión arterial

A partir de 1979, las estadísticas sobre pacientes atendidos en los dispensarios mostraron una tendencia ascendente de las tasas de prevalencia e incidencia de la hipertensión arterial en los adultos de ambos sexos (Figuras 1 y 2). En un estudio de adultos de ambos sexos iniciado en Ciudad de La Habana en 1988 ($n = 3.011$), se encontró una tasa de prevalencia de esa enfermedad de 27,4% (A. Dueñas, Instituto de Cardiología y Cirugía Cardiovascular, comunicación personal).

Diabetes mellitus

Los estudios aislados de prevalencia de DM realizados entre 1968 y 1981 con criterios diagnósticos no uniformes, indicaron valores entre 0,5% y 11%, con cifras más altas en las zonas de mayor desarrollo socioeconómico y urbanización. En los adultos de 30 a 59 años de edad, las cifras de prevalencia de intolerancia a la glucosa fueron más altas en las mujeres (13,9%) que en los hombres (5,6%) (Informe técnico, Instituto de Endocrinología y Enfermedades Metabólicas, 1985). Las tasas de prevalencia (Figura 3) e incidencia de la DM tendieron a aumentar, en especial las primeras. En todos los grupos de edades esas tasas fueron más altas en las mujeres. Las personas mayores de 60 años fueron las más afectadas, con una tasa de 76,4 por 1.000 habitantes de 60 a 64 años atendidos en los dispensarios, y una tasa de 66,6 por 1.000 habitantes mayores de 65 años. El grupo de 25 a 29 años tuvo una tasa de 15,0, y el grupo de 15 a 24 años una tasa de 2,7. Se observó una mayor prevalencia e incidencia en las provincias occidentales, que son las más urbanizadas. En el área de Ciudad de La Habana, la prevalencia fue más alta (Informe técnico, Instituto de Endocrinología y Enfermedades Metabólicas, 1985).

Tumores malignos

Las tasas más altas de incidencia de tumores malignos en las mujeres se observaron en las siguientes localizaciones: mama, pulmón

FIGURA 1. Prevalencia de hipertensión arterial según sexo, Cuba, 1979-1993.

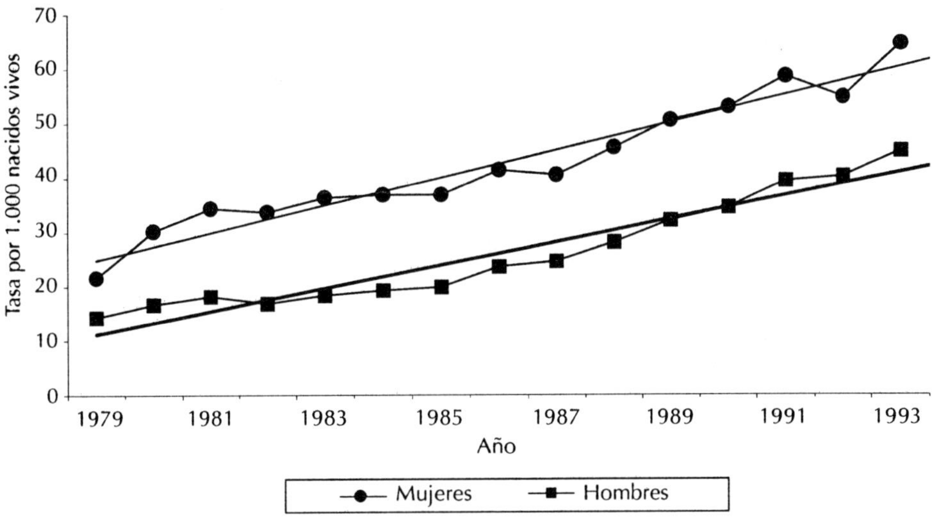

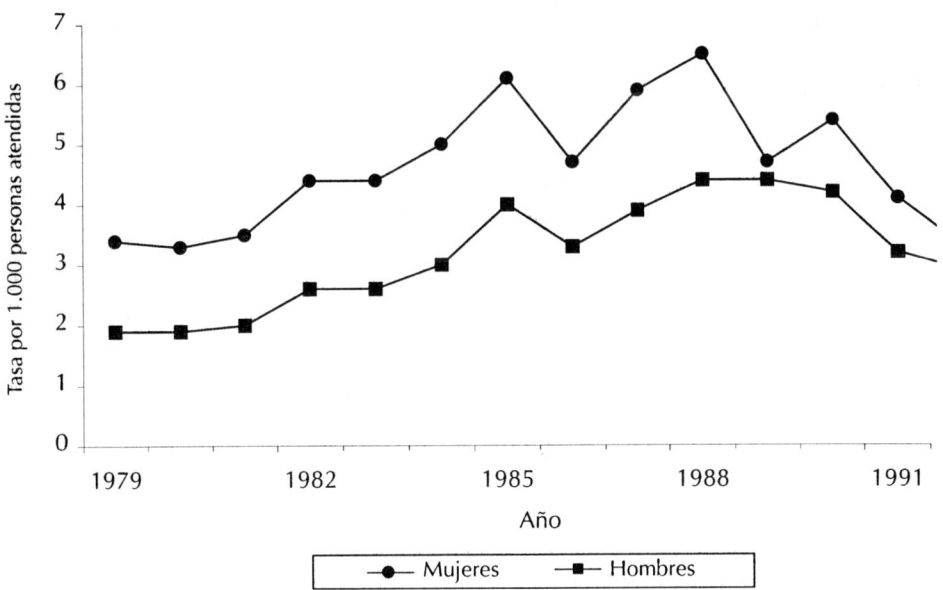

Fuente: Cuba, Ministerio de Salud Pública, Departamento de Estadísticas.

FIGURA 2. Incidencia de hipertensión arterial según sexo, Cuba, 1979-1991.

Fuente: Cuba, Ministerio de Salud Pública, Departamento de Estadísticas.

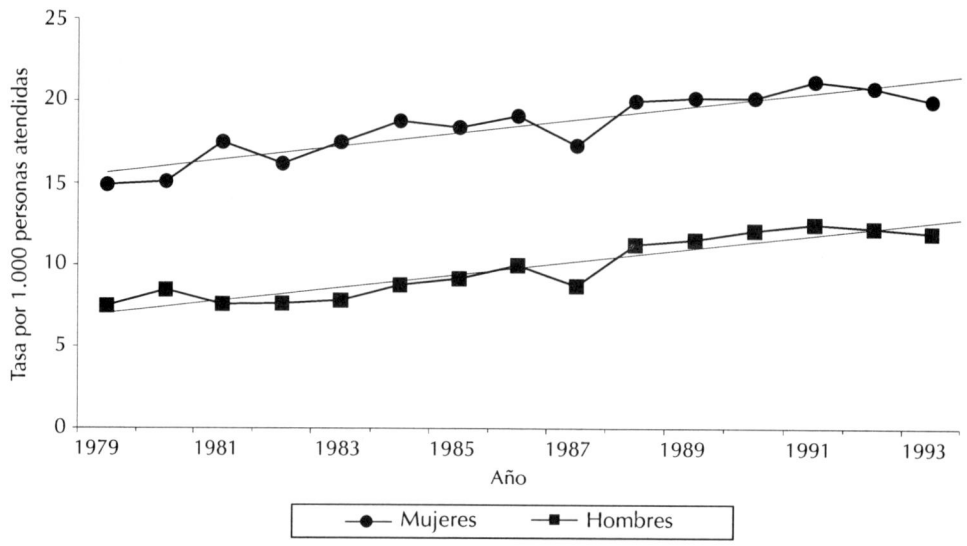

FIGURA 3. Prevalencia de diabetes mellitus según sexo, Cuba, 1979-1993.

Fuente: Cuba, Ministerio de Salud Pública, Departamento de Estadísticas.

y colon. En los hombres, las localizaciones con tasas más altas de incidencia fueron el pulmón, la próstata y el colon, en ese orden. La tendencia de las tasas de tumores malignos de pulmón fue ascendente, y las tasas masculinas triplicaron a las femeninas (Figura 4) (*11*). También fue ascendente la tendencia de las tasas de los tumores malignos de la mama, la próstata (Figura 5) y el colon (Figura 6). Las tasas de los tumores malignos del estómago se mantuvieron estacionarias en ambos sexos, con valores más altos en los hombres. Las tasas de los tumores malignos del cuello del útero también se mantuvieron estables. En el caso de los tumores malignos del hígado, la tendencia de las tasas fue ascendente, pero con valores más altos en los hombres.

Enfermedades transmisibles

Las tasas de incidencia de enfermedades respiratorias y diarreicas (Figuras 7 y 8), de hepatitis infecciosa y de infecciones de transmisión sexual (Figura 9), mostraron tendencias francas al ascenso en el período estudiado.

Deficiencias nutricionales

La desnutrición energeticoproteica no constituye un problema de salud pública en Cuba (*12*). En 1985, 10,9% de las embarazadas comenzaron la gestación con un peso deficiente; esa cifra se redujo a 8,7% en 1990. Durante ese mismo período, también disminuyó el porcentaje de embarazadas que tuvieron una ganancia deficiente de peso. El porcentaje de recién nacidos con bajo peso al nacer descendió progresivamente hasta alcanzar su nivel más bajo en 1991 (7,8%) (*12*). La deficiencia de hierro fue la carencia nutricional más prevalente en el país durante los años ochenta. La frecuencia de la anemia ferropénica en las embarazadas durante el tercer trimestre de gestación aumentó de 22% a 32%; en los niños de 6 a 11 meses de edad, de 40% a 60%; en los niños de 12 a 36 meses, de 25% a 40%, y en los adolescentes y las mujeres en edad reproductiva, de 20% a 30%. En general, predominó la anemia leve. Asimismo, se observó una deficiencia marginal de vitamina A en algunos grupos de la población (*3*).

FIGURA 4. Incidencia de cáncer de pulmón según sexo, Cuba, 1979–1989.

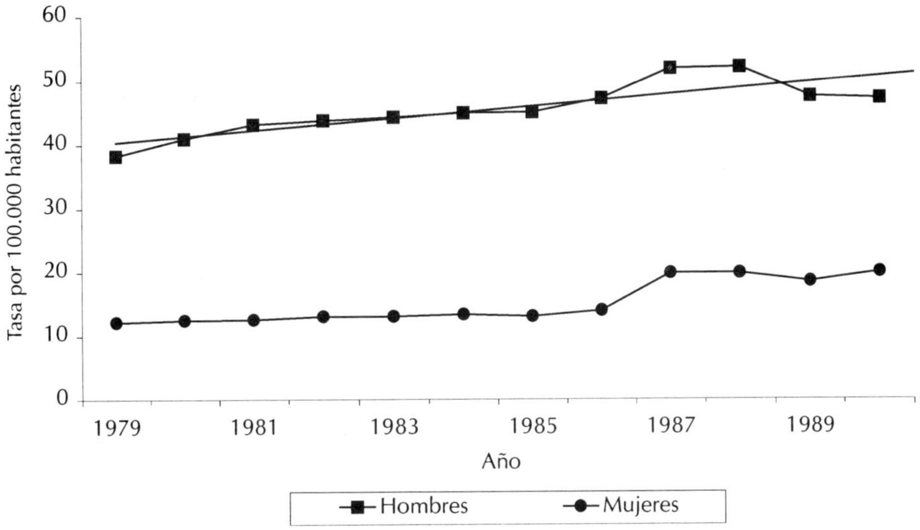

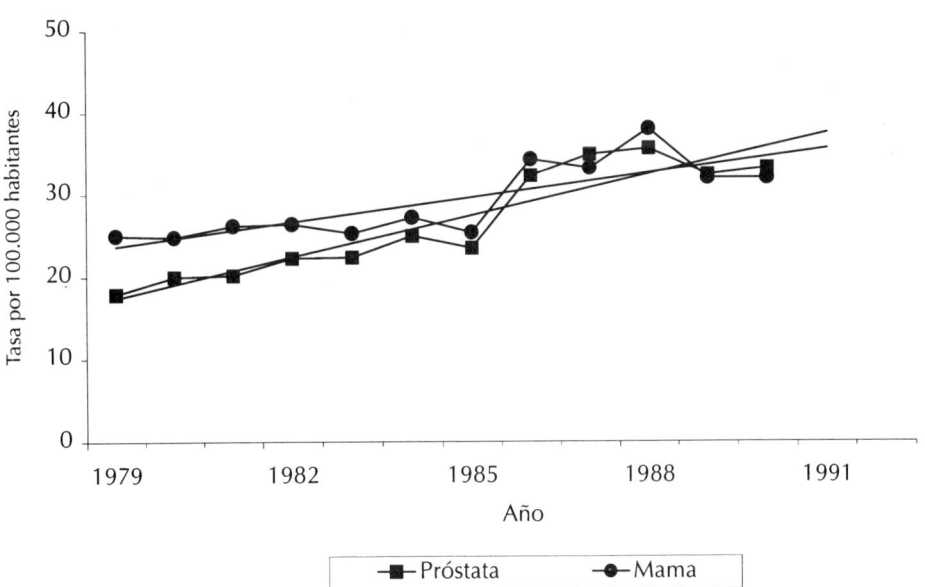

Fuente: Cuba, Ministerio de Salud Pública, Departamento de Estadísticas.

FIGURA 5. Incidencia de cáncer de mama y próstata, Cuba, 1979–1991.

Fuente: Cuba, Ministerio de Salud Pública, Departamento de Estadísticas.

FIGURA 6. Incidencia de cáncer de colon según sexo, Cuba, 1979–1991.

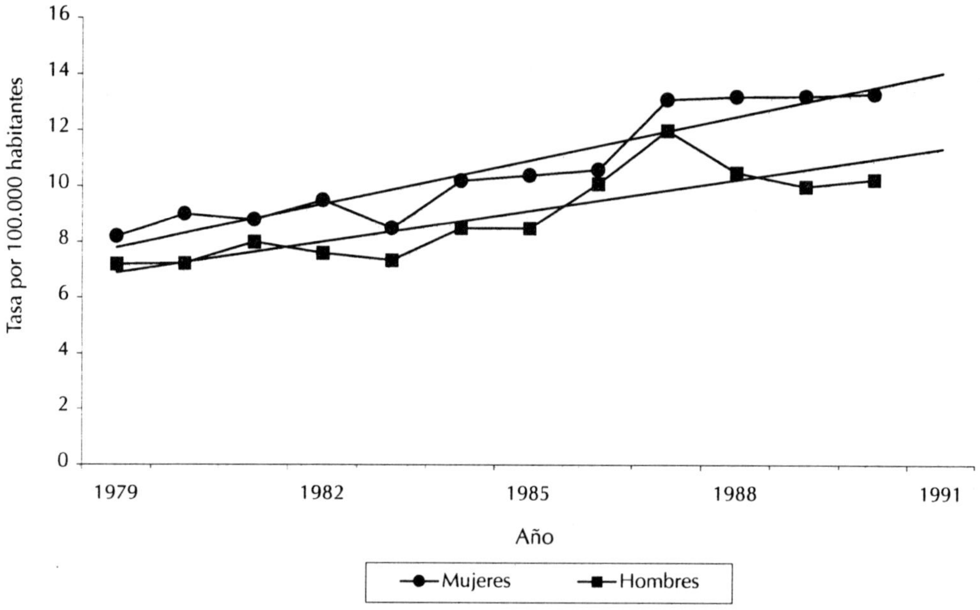

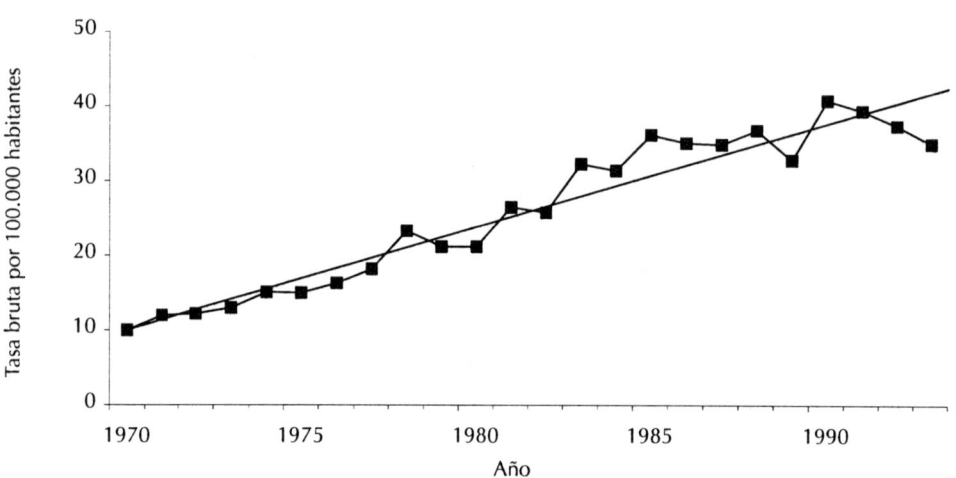

Fuente: Cuba, Ministerio de Salud Pública, Departamento de Estadísticas.

FIGURA 7. Morbilidad por infección respiratoria aguda, Cuba, 1979–1991.

Fuente: Cuba, Ministerio de Salud Pública, Departamento de Estadísticas.

FIGURA 8. Morbilidad por enfermedad diarreica aguda, Cuba, 1970–1990.

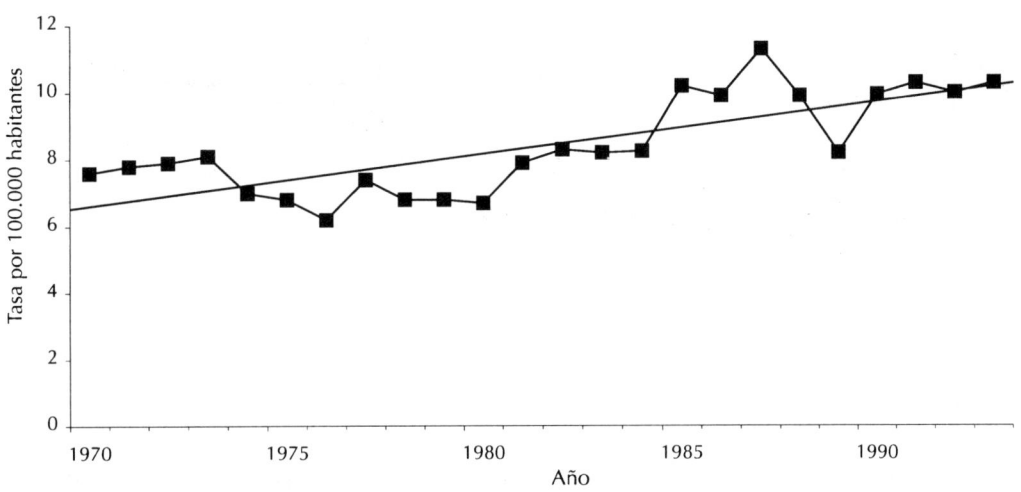

Fuente: Cuba, Ministerio de Salud Pública, Departamento de Estadísticas.

FIGURA 9. Morbilidad por enfermedades de transmisión sexual (ETS) y sífilis, Cuba, 1970–1991.

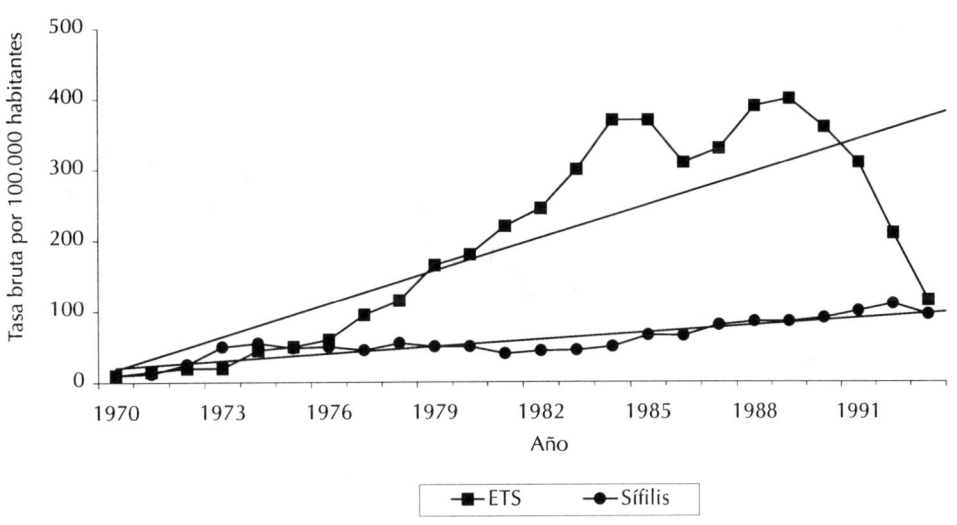

Fuente: Cuba, Ministerio de Salud Pública, Departamento de Estadísticas.

CAMBIOS ECONÓMICOS Y SITUACIÓN ALIMENTARIA Y NUTRICIONAL

La desaparición de la Unión de las Repúblicas Socialistas Soviéticas y del campo socialista en Europa del este, provocó una reducción de las importaciones: de más de US$ 8.000 millones en 1989 se pasó a US$ 1.700 millones a fines de 1993 (*13*). En esos cuatro años, el producto social global se redujo 50%. En el mismo período disminuyó notablemente la producción agropecuaria para su venta a la población: la producción anual per cápita de leche de vaca disminuyó de 84 a 29 litros, la de huevos de 230 a 125 unidades, la de cerdo (en pie) de 9 a 2 kg, la de aves (vivas) de 11 kg a 2,5 kg, la de arroz (con cáscara) de 48 kg a 22 kg, la de verduras y vegetales de 57 kg a 38 kg, y la de frutas cítricas de 78 kg a 58 kg. Por otra parte, no se logró el incremento que se esperaba de la producción nacional de tubérculos, raíces y plátanos.

A partir de 1990, la oferta no racionada de alimentos desapareció paulatinamente, y se redujo la oferta presentada a través de la red de gastronomía y el sistema de racionamiento. Esa situación provocó el descenso del consumo aparente per cápita de energía y nutrientes (Cuadro 7). En 1993, las proteínas aportaron 10% al total de la energía consumida, las grasas 13% y los carbohidratos el restante 77%. El azúcar proporcionó 26% de la energía total, y aproximadamente la mitad de la energía fue aportada por solo dos alimentos: el azúcar y el arroz (pulido).

Las nuevas modalidades de comercialización de los alimentos no subsidiados por el Estado limitan su acceso a los sectores de la población con menores ingresos. Por consiguiente, en los últimos años se ha podido observar que la alimentación ha sido insuficiente, desequilibrada, de baja densidad energética y poco variada. Esa tendencia se ha reflejado en los resultados de las encuestas nutricionales realizadas en grupos de población abierta (sitios centinela para la vigilancia alimentaria y nutricional) y de algunos estudios aislados. En todos ellos se destaca la baja ingestión de proteínas de origen animal, grasas, vitaminas del complejo A y B, hierro y calcio, y el exceso relativo en el consumo de carbohidratos, particularmente de azúcar (*6*). A esa situación nueva, que produjo modificaciones del estado nutricional en algunos grupos de la población, se sumó, a partir de 1990, el aumento forzoso de la actividad física: a consecuencia de la escasez generalizada del transporte motorizado y de portadores energéticos, la población comenzó a caminar y a usar la bicicleta para sus desplazamientos cotidianos.

Una encuesta antropométrica aplicada a adultos de ambos sexos residentes en Cuidad de La Habana ($n = 3.995$) durante 1993 y 1994, indicó una disminución apreciable en la proporción de obesos en comparación con un estudio similar realizado en 1982 ($n = 5.833$). Además, se constató un aumento marcado en la proporción de individuos con deficiencia energeticoproteica crónica (IMC <18,5). En general, la distribución de los pesos relativos se desplazó en forma marcada hacia valores inferiores, sin diferencias apreciables entre los sexos (Cuadro 8) (A. Berdasco y M. Esquivel. Informe técnico. Facultad de Medicina Julio Trigo, 1995).

CUADRO 7. Consumo diario recomendado y aparente de energía y nutrientes, Cuba, 1992 y 1993.

Nutrientes	Consumo recomendado	Consumo aparente 1992	Consumo aparente 1993
Energía (kcal)	2.400,00	2.183,00	1.863,00
Proteína (g)	72,00	50,30	46,00
Grasas (g)	75,00	36,90	26,00
Tiamina (mg)	1,20	0,79	0,91
Riboflavina (mg)	1,50	0,86	0,78
Niacina (mg)	17,00	8,81	7,70
Piridoxina (mg)	1,50	1,15	1,05
Vitamina B12 (µg)	2,80	1,94	1,70
Folatos µ(g)	225,00	177,00	152,00
Vitamina A (µg)	700,00	415,00	285,00
Vitamina C (mg)	57,00	73,00	58,00
Hierro (mg)	14,00	11,91	11,00
Calcio (mg)	850,00	738,00	706,00

Fuente: Cuba, Instituto de Investigaciones de la Industria Alimenticia; Oficina Central de Estadísticas, e Instituto de Nutrición e Higiene de los Alimentos.

CUADRO 8. Estado nutricional de la poblaciónn por sexos, según el índice de masa corporal, La Habana, Cuba, 1982 y 1984.

IMC (kg/m²)	Hombres		Mujeres	
	1982	1994	1982	1994
<18,5	4,0	7,5	5,8	13,6
18,5 a 19,9	6,8	14,1	7,1	14,6
25 a 30	35,9	17,8	31,8	19,2
>30	7,1	2,7	13,6	6,2

Fuente: Cuba, Departamento de Crecimiento y Desarrollo.

El porcentaje de embarazadas con peso insuficiente al principio de la gestación aumentó de 8,7% en 1990 a 10,4% en 1994 y, de igual forma, el porcentaje de recién nacidos con bajo peso al nacer aumentó gradualmente de 7,8% en 1991 a 8,9% en 1994 (6, 12). De 1991 a 1994 se observó un aumento de la frecuencia de la anemia en las gestantes y las mujeres en edad fértil. En un estudio realizado en Ciudad de La Habana en 1992, que incluyó a 10% de todas las gestantes de cada área de salud, se encontró anemia en 56,8%, aunque 66% de esa cifra fue clasificada como anemia ligera (14).

La vigilancia mediante sitios centinela, iniciada en 1993 en las provincias de Ciudad de La Habana y Pinar del Río, señaló que 20% de los niños de 1 a 5 años y 35% de las mujeres en edad fértil que se estudiaron, presentaban anemia. Además, se encontró deficiencia de vitamina A sérica en 3,8% de los niños de 1 a 5 años; 4,9% de los niños de 7 a 11 años, y 4,3% de los adolescentes de 12 a 15 años. También se encontraron niveles bajos de vitamina A en 40% a 45% de los integrantes de los grupos mencionados. El estado nutricional de tiamina, evaluado por los niveles de transcetolasa eritrocitaria, era deficiente en 25,5% de los adolescentes de 12 a 15 años y en 18,4% de los adultos de 20 a 59 años, y era bajo en 20,6% y 14,4% en cada grupo, respectivamente (15).

DISCUSIÓN

Los resultados presentados provienen de un estudio descriptivo en el que no se aplicaron las técnicas estadísticas complejas que se emplean actualmente en la epidemiología. Por ese motivo, la información no está sometida al riesgo de los efectos de la ausencia de énfasis de la biología ni al del énfasis exagerado de los llamados estudios "positivos" (16). Por no disponer de estudios representativos, en algunos casos se ha dado valor a la reproducibilidad de los resultados de estudios pequeños.

Chile, Costa Rica y Cuba son los países latinoamericanos que presentan los indicadores de salud más favorables (1). Sin embargo, en el análisis de la transición epidemiológica resulta de interés conocer el ritmo con el que cada país atraviesa las diferentes etapas. Según Omran, entre los países de América Latina y el Caribe, Cuba estaba en una etapa avanzada de la transición epidemiológica desde la década de 1970, con una modalidad similar a la de los países desarrollados pero con un mayor retraso económico. Ese autor ubicó a Cuba, junto con Chile y Costa Rica, en el marco de lo que denominó el "modelo tardío" (17).

Los cambios sociales y, en especial, la cobertura nacional de los servicios de salud, determinaron el rápido descenso de la mortalidad por enfermedades transmisibles. De ese modo, las enfermedades infecciosas y parasitarias representaron solamente 1,4% de la mortalidad total en 1990. A partir del trienio 1972–1974 quedaron bien definidas las cinco primeras causas de muerte, entre las cuales las enfermedades del corazón, los tumores malignos y las enfermedades cerebrovasculares han tenido el mayor peso. En el trienio 1972–1974, las cinco causas representaban 69% del total de defunciones; en el trienio 1988–1990 llegaron a 75%. Así, Cuba pasó a la situación epidemiológica actual en la que el cuadro de mortalidad está dominado por las enfermedades crónicas. En cuanto a la morbilidad, se encontró una alta prevalencia de DM, obesidad, hipertensión arterial, enfermedades infecciosas y deficiencia de hierro. En esa transición influyó el incremento notable de la esperanza de vida que, como consecuencia, aumentó el grado de exposición de la población a los factores de riesgo de las enfermedades crónicas y degenerativas.

La disminución de la mortalidad infantil, con un gradiente en dirección contraria a la de las enfermedades cardiovasculares, es la que más incidió en el aumento de la esperanza de vida. Además, a pesar de las limitaciones económicas, Cuba presenta la mortalidad infantil más baja de América Latina, con cifras comparables a las de los países desarrollados. Los avances logrados en la educación y la incorporación de la mujer al mercado de trabajo influyeron en el descenso de los niveles de fecundidad de 2,2 a 0,89 hijos por mujer en aproximadamente dos décadas. Ese es otro elemento que debe considerarse al observar el cambio del perfil de la morbilidad.

Entre los factores condicionantes del aumento de las enfermedades crónicas y degenerativas en el país, se destacan la ingestión excesiva de grasas saturadas, colesterol y azúcar, la ingestión insuficiente de frutas y vegetales, el consumo bajo de leche, la ingestión excesiva de alimentos durante la última comida del día, el índice bajo de lactancia materna y la ablactación precoz, los hábitos alimentarios incorrectos, la educación nutricional insuficiente, el aumento del sedentarismo, y el consumo elevado de productos del tabaco y bebidas alcohólicas. A pesar de que entre 1990 y 1994 se observó una disminución aparente del tabaquismo y la hipercolesterolemia, dos de los principales factores de riesgo para la enfermedad isquémica del corazón, se destaca la tendencia ascendente de la mortalidad por enfermedades del corazón en los hombres en edad productiva como la causa más frecuente de mortalidad en ese grupo. La situación demanda un análisis integral de los riesgos asociados y la ejecución de acciones inmediatas.

El aumento de la mortalidad por DM ha convertido a la enfermedad en un problema de salud pública importante en el ámbito nacional, especialmente en las personas mayores de 60 años. Aunque la coincidencia del aumento de la esperanza de vida con los modos de vida inadecuados permite suponer que continuará esa tendencia ascendente, la incidencia y prevalencia de la DM han disminuido en los primeros años de la década de 1990. El fenómeno podría atribuirse en parte a los cambios en el régimen alimentario, al aumento de la actividad física y a la resultante de esos factores (por ejemplo, la disminución de la prevalencia de la obesidad); sin embargo, deberían identificarse y estudiarse mejor los factores que contribuyen a esa situación.

La amplitud de los intervalos encontrados en la prevalencia de obesidad podría estar relacionada con los criterios diagnósticos utilizados y con las características diferentes de los grupos estudiados (por ejemplo, la intensidad de la actividad física). No obstante, los porcentajes hallados pueden clasificarse como altos para ambos sexos. Los patrones alimentarios inadecuados influyeron en la evolución de la obesidad en Cuba; en especial, el consumo excesivo de carbohidratos y la ingestión excesiva en la comida de la noche —que contribuye a que la obesidad se asocie con frecuencia a deficiencias de micronutrientes—, así como el sedentarismo. Otro tanto ha sido aportado por la tendencia popular a subestimar el sobrepeso y la obesidad en la autoevaluación de la imagen corporal. Ese fenómeno podría obedecer a los patrones estéticos y culturales nacionales y al desconocimiento de principios nutricionales adecuados.

Con relación a los tumores malignos, los resultados de estudios epidemiológicos indican que esas enfermedades pueden atribuirse a factores nutricionales en 20% a 30% de los hombres y en aproximadamente 60% de las mujeres (18). Entre los elementos destacados del régimen alimentario del país se cuentan la baja ingestión de fibras, el uso excesivo de grasas recalentadas, el consumo bajo de vitamina A y betacarotenos y, en general, de vitaminas antioxidantes. Las mayores tasas de incidencia de los tumores malignos de pulmón y estómago en los hombres podrían explicarse por el mayor consumo de cigarrillos y bebidas alcohólicas.

Entre los factores que condicionan la alta morbilidad por enfermedades infecciosas y deficiencias nutricionales específicas, se destacan la calidad deficiente del agua, el contenido bajo de hierro en la alimentación, el consumo bajo de alimentos portadores de vitaminas (en especial, vitaminas A y C), y la manipulación incorrecta de los alimentos y los métodos de cocción inadecuados que destruyen las vitaminas sensibles al calor y a la oxidación. Pese a que las enfermedades infecciosas prevenibles por vacunación están prácticamente erradicadas, las infecciones respiratorias y las enfermedades diarreicas agudas son todavía la primera y segunda causas de morbilidad, respectivamente. Además, aunque la mortalidad por esas enfermedades disminuyó en forma drástica, todavía prevalecen factores ambientales que determinan su alta incidencia y cuyo control es muy costoso en el país.

Los cambios económicos desfavorables ocurridos después de 1989 han provocado la disminución de la prevalencia de la obesidad y de las tasas de incidencia de DM, junto con el aumento del porcentaje de recién nacidos con bajo peso al nacer, del número de gestantes que inician el embarazo con bajo peso y de las deficiencias nutricionales específicas, como la de hierro, vitamina A y tiamina. La deficiencia de esas vitaminas y de las restantes del complejo B, el consumo bajo de proteínas y aminoácidos esenciales y la ingestión excesiva de carbohidratos, estuvieron estrechamente asociados a la epidemia de neuropatía que se manifestó en Cuba en 1993 y que afectó a más de 50.000 personas (19).

Para modificar favorablemente el patrón de la transición epidemiológica en la región, los países de América Latina y el Caribe deben superar los problemas de morbilidad por enfermedades infecciosas y carencias nutricionales específicas, sin copiar los modos de vida y de consumo alimentario de los países desarrollados. La región enfrenta un desafío distinto y difícil en la transición epidemiológica: la coexistencia del ascenso de la mortalidad por enfermedades crónicas no transmisibles, obesidad e hipertensión arterial, la alta morbilidad por enfermedades infecciosas, los retrasos del crecimiento y las deficiencias nutricionales específicas. Para desviar esas tendencias es necesario identificar a la brevedad las regiones y los grupos de población y familias en condiciones de mayor riesgo, y elaborar cuidadosamente guías de alimentación y proyectos de intervención que concilien el desarrollo de hábitos y modos de vida apropiados para cada país con la accesibilidad desde el punto de vista socioeconómico.

El enfoque integral de la atención primaria con un modelo que privilegie la promoción de la salud permitirá abordar los factores de riesgo, tomar medidas preventivas y realizar diagnósticos precoces. Pese a las dificultades originadas en la situación económica que atraviesa el país, la experiencia acumulada por Cuba en la aplicación de ese modelo señala la importancia de mejorar de modo sustancial las actividades de prevención, promoción y participación comunitaria.

REFERENCIAS

1. Frenk J, Frejka T, Bobadilla JL, Stern C, Lozano R, Sepulveda J, et al. La transición epidemiológica en América Latina. *Bol Oficina Sanit Panam* 1991;111(6): 485–496.
2. Centro de Estudios Demográficos. *La población de Cuba*. La Habana: Editorial Ciencias Sociales; 1976.
3. Porrata Maury C, Suárez Pérez A, Hernández Triana M, Jiménez Acosta S, Argüelles Vázquez J, Cabrera Hernández A, et al. Dieta y salud en Cuba. *Arch Latin Nutr* 1995;45(1-S):214–219.
4. Organización Panamericana de la Salud. Volumen I: *Clasificación Estadística Internacional de Enfermedades. Novena Revisión*. Washington, DC: OPS; 1978. (Publicación Científica 353).
5. Organización Mundial de la Salud. *Comité de Expertos de la OMS en Diabetes Sacarina. Segundo informe*. Ginebra: OMS; 1980. (Serie de Informes Técnicos 646).
6. Cuba, Comité Intersectorial. *Plan Nacional de Acción para la Nutrición*. La Habana: Comité Intersectorial; 1994.
7. Amador M, Peña M. Nutrition and health issues in Cuba: strategies for a developing country. *Food Nutr Bull* 1991;13(4):311–317.
8. Amador M, Hermelo M, Valdés M, Ruiz M, Bueno R. Feeding practices and growth in a healthy population of Cuban infants. *Food Nutr Bull* 1992; 14(2):108–114.
9. Silva LC, Fuentelsaz C, Amador M. Características de la introducción de alimentos al lactante en Cuba. *Bol Oficina Sanit Panam* 1993;114(5):407–414.

10. Berdasco A, Romero JM. *Analysis and interpretation of Cuban adult anthropometry based on some classification variables*. Rome: FAO; 1992. (Nutrition Consultants' Report Series 88).
11. Noriega P. Cáncer. *Rev Cub Med Gen Integral* 1992;3: 229-254.
12. Cuba, Ministerio de Salud Pública. *Anuario estadístico*. La Habana: Ministerio de Salud Pública; 1994.
13. Lage C. Pasos seguros y esperanzadores. *Revista Contacto* 1993;oct 5:3-5.
14. Gay J, Padrón M, Amador M. Prevención y control de la deficiencia de hierro en Cuba. *Arch Latin Nutr* 1995;45:161D-165S.
15. Jiménez S, Porrata C, Rodríguez-Ojea A, Cabrera A, Gay J. Estudios alimentario nutricionales en relación con la neuropatía epidémica. En: Rojas F, ed. *Neuropatía epidémica en Cuba*. La Habana: Editorial Ciencias Médicas; 1995:159-168.
16. Gordis L. Challenges to epidemiology in the next decade. *Am J Epidemiol* 1988;128(1):1-9.
17. Omran AR. "The epidemiologic transition. A theory of the epidemiology of population change." *Milbank Mem Fund Q* 1971;49(4):509-538.
18. Gopalan C. Trends in food consumption patterns impact of developmental transition. En: Biswas MR, Gabr M. *Nutrition in the nineties: policy issues*. New York: Oxford University Press; 1994:34-54.
19. Gay J, Porrata C, Hernández M, Clúa AM, Argüelles JM, Cabrera A, et al. Factores dietéticos de la neuropatía epidémica en la Isla de la Juventud, Cuba. *Bol Oficina Sanit Panam* 1994;117(5):389-399.

LA TRANSICIÓN EPIDEMIOLÓGICA EN EL BRASIL

Carlos Monteiro[1]

El concepto de transición nutricional se refiere a los cambios seculares en las pautas de nutrición debidos a la modificación de la estructura de la alimentación de las personas, como consecuencia de transformaciones económicas, sociales, demográficas y sanitarias (1). Si bien en todos los países y regiones del mundo se observan aspectos singulares de la transición nutricional que se produjo durante este siglo, los aspectos comunes son un régimen de alimentación rico en grasas (particularmente de origen animal), azúcar y alimentos refinados, y pobre en carbohidratos complejos y fibras; es decir, lo que con frecuencia se denomina "la alimentación occidental". Las modificaciones concomitantes en la composición del cuerpo, en particular el aumento de la obesidad, están relacionadas con el predominio de ese régimen alimentario y con la disminución gradual de la actividad física.

Hay muchos indicios de la relación entre la difusión de la "alimentación occidental" y el aumento de la obesidad por una parte, y la alta prevalencia de enfermedades crónico-degenerativas y la disminución del tiempo de vida libre de enfermedades, por la otra (2–4). La interdependencia entre los cambios demográficos, socioeconómicos y epidemiológicos que llevan a la transición nutricional es muy compleja; como en general las cohortes más jóvenes están cambiando con mayor rapidez, crece el predominio de esa alimentación occidental y aumenta la obesidad. Los cambios, acompañados de un modo de vida sedentaria, parecen originarse en las zonas urbanas y se extienden luego a los estratos de la población rural con ingresos más altos, donde frecuentemente pueden encontrarse grupos de población que todavía exhiben déficit energético (5).

Los cambios en las pautas de alimentación descritos se produjeron en los Estados Unidos de América y en la mayoría de los países europeos en forma lenta y gradual desde la segunda mitad del siglo XIX hasta la actualidad (1). En contraste, el ritmo del cambio ha sido mucho más rápido en los países en desarrollo. Los datos sobre países tan diferentes como Corea del Sur, China, Tailandia, Sudáfrica y los países del Caribe indican una modificación acelerada de la estructura de la alimentación después de haber alcanzado la autosuficiencia nacional en materia de energía. De la misma manera, la progresión de la obesidad es muy notable en muchos de estos países (5). En América Latina se observa una rápida transición demográfica y epidemiológica (6, 7): en la mayoría de los países más desarrollados de América Central y del Sur se advierte la tendencia clásica hacia tasas de morbilidad y mortalidad en las que predominan las enfer-

---

[1] Universidad de São Paulo, Escuela de Salud Pública, Departamento de Nutrición, São Paulo, Brasil.

medades cardiovasculares, el cáncer y otras enfermedades crónico-degenerativas. Al mismo tiempo, las tasas de fecundidad indican la tendencia hacia un número menor de hijos y el envejecimiento gradual de la población.

El papel de la transición nutricional como causa y consecuencia de la transición epidemiológica es un fenómeno que todavía no se comprende con claridad. De hecho, en investigaciones recientes sobre la transición epidemiológica en el campo de la salud en América Latina, se pasó por alto la transición nutricional como dimensión importante que se debe tener en cuenta. Ese hecho contrasta con el espíritu pionero de los estudios latinoamericanos que, en el pasado, ya habían indicado el papel fundamental de las carencias nutricionales como causas de morbilidad y mortalidad por enfermedades infecciosas (8–11).

En el caso del Brasil, entre los años sesenta y noventa se produjeron grandes cambios económicos y demográficos. En ese período, el ingreso nacional aumentó a más del triple y la participación del sector agropecuario en la economía bajó de 17,8% a 6,9% (12). Al mismo tiempo, la población se duplicó y la población urbana aumentó de 45% a 75%, mientras las tasas de fecundidad bajaron de más de seis hijos por mujer a menos de tres (13). Las tradicionales disparidades sociales del país aumentaron durante ese período, produciendo lo que actualmente se considera como la sociedad moderna más desigual del mundo (14). El objetivo del presente estudio fue investigar algunos aspectos de la transición nutricional en el Brasil durante los últimos decenios.

MATERIALES Y MÉTODOS

Evaluación del estado nutricional

Los datos sobre el estado nutricional de la población brasileña provienen de dos encuestas nacionales sobre nutrición realizadas por el Instituto Brasileño de Geografía y Estadística (IBGE): el Estudio Nacional de Gastos Familiares (ENDEF 1974–1975) y la Investigación Nacional sobre Salud y Nutrición (PNSN 1989) realizada por el Instituto Nacional de Alimentación y Nutrición del Ministerio de Salud (15, 16). La encuesta del ENDEF abarcó más de 55.000 hogares y la PNSN más de 14.000 hogares. En ambas encuestas se usó el muestreo estratificado por conglomerados en etapas múltiples y, a pesar de haberse limitado a estudiar a los niños de 1 a 4 años (27.960 en 1974 y 5.969 en 1989) y a los adultos de 25 a 64 años (94.699 en 1974 y 23.544 en 1989), se obtuvieron datos de todas las personas domiciliadas en cada hogar. Los métodos para recolectar los datos sobre edad, sexo, peso, talla e ingresos familiares per cápita fueron similares: para determinar la edad se usaron partidas de nacimiento o documentos equivalentes; el peso y la talla los midió una persona debidamente preparada empleando técnicas normalizadas, y los datos sobre los ingresos familiares se obtuvieron por medio de cuestionarios normalizados del IBGE que abarcaban todas las fuentes de ingresos familiares.

Para evaluar el estado nutricional de los niños se usaron los índices antropométricos de peso para la edad y peso para la talla, expresados con la puntuación Z de desviaciones estándar, que es la norma recomendada por la Organización Mundial de la Salud y el Centro Nacional de Estadísticas de Salud de los Estados Unidos (Sistema OMS-NCHS) (17). Los niños cuyo peso para la edad estaba por debajo de dos puntos Z de desviación estándar fueron clasificados como desnutridos, y los que tenían un peso para la talla por encima de dos puntos Z fueron clasificados como obesos. Se usó el índice de masa corporal (IMC) para clasificar a los adultos. Los individuos clasificados como desnutridos tenían un IMC $< 18,5$ kg/m^2 (18) y los clasificados como obesos un IMC $> 30,0$ kg/m^2 (19).

Los cambios en el estado nutricional de la población brasileña se determinaron comparando las prevalencias y los respectivos errores estándar de la desnutrición y la obesidad observados en los dos estudios. Para evaluar la importancia relativa de ingerir una cantidad insuficiente o excesiva de alimentos, se usó la razón entre la prevalencia de la desnutrición y la prevalencia de la obesidad. Se comparó a los niños y a los adultos por separado, teniendo en cuenta el número total de la población y los diferentes estratos económicos a los que pertenecían los individuos.

Evaluación del consumo de alimentos

Los datos sobre consumo de alimentos analizados en el presente estudio se tomaron de dos encuestas sobre presupuestos familiares realizadas en el país en los períodos 1961–1962 y 1987–1988 (20, 21), así como del citado ENDEF. Las encuestas sobre presupuestos familiares abarcaron una muestra representativa de hogares de siete zonas metropolitanas del país: Belo Horizonte, Rio de Janeiro y São Paulo en el sudeste del país; Fortaleza, Salvador y Recife en el nordeste, y Curitiba en el sur. En estas siete zonas combinadas, se concentra 90% de la población metropolitana del país y casi un cuarto de toda la población brasileña. En el período 1961–1962, se estudiaron 7.309 hogares, y en el período 1987–1988 se estudiaron 13.611 hogares. Los procedimientos para calcular el consumo medio diario per cápita de alimentos en la familia fueron semejantes en las dos encuestas sobre presupuestos familiares. El cálculo del ENDEF se restringió a las familias que vivían en las zonas metropolitanas comprendidas en las encuestas sobre presupuestos familiares, y se estimó el consumo medio diario per cápita de las familias en forma directa, pesando los alimentos que se comían en cada hogar durante siete días consecutivos (22).

La pauta de alimentación correspondiente a cada una de las encuestas se describió teniendo en cuenta la participación relativa de los distintos grupos de alimentos en la alimentación y el consumo relativo de carbohidratos simples o complejos, proteínas de origen animal o vegetal y lípidos de origen animal o vegetal por cada 1.000 kcal. Además, se calculó el consumo relativo de colesterol y de ácidos grasos saturados y poliinsaturados. Los grupos de alimentos que se usaron fueron: cereales y sus derivados (arroz, harina de maíz, harina de trigo, pan, pastas y galletas); raíces, tubérculos y sus derivados (mandioca, harina de mandioca y papas); carnes (vacuna, caprina y de pescado); leche y sus derivados (leche fresca, en polvo y quesos), y frutas (naranjas y bananas). La transformación de la cantidad de alimentos en nutrientes se basó en los cuadros de composición de los alimentos del ENDEF (23) y en la obra sobre composición de los alimentos de McCance y Widdowson (24).

Dado que en las investigaciones sobre el presupuesto familiar no se recopilaron datos sobre los ingresos familiares, se decidió tomar las regiones del país como sustitutos de la situación económica de la población. En este sentido, además de presentar la evolución de las pautas de alimentación del conjunto de los habitantes de las zonas metropolitanas brasileñas, se presenta la evolución diferenciada de la región nordeste, que es la menos desarrollada del país, y de la región sudeste, que es la más desarrollada.

RESULTADOS

Estado nutricional de niños y adultos

En el período de 15 años que va de 1974 a 1989, la prevalencia de niños desnutridos de 1 a 4 años se redujo más de 60%; la prevalencia de obesidad infantil, relativamente baja en las dos encuestas analizadas, permaneció invariable. En el mismo período, la proporción de adultos desnutridos también se redujo considerablemente, pero la proporción de adultos obesos casi se duplicó, pasando de 5,7% a 9,6%. Los cambios no influyeron en las diferencias entre los sexos. En ambas encuestas los niños y las niñas presentaron una frecuencia similar de desnutrición y de obesidad, y las mujeres superaron a los hombres tanto en desnutrición como en obesidad (Cuadros 1 y 2). La razón entre la prevalencia de la des-

CUADRO 1. Porcentaje de prevalencia y desviación estándar de la desnutrición y la obesidad en niños, Brasil, entre 1974–1975 y 1989.

	Niños de 1 a 4 años					
	Desnutrición			Obesidad		
Años	Hombres % (DE)[a]	Mujeres % (DE)[a]	Total % (DE)[a]	Hombres % (DE)[a]	Mujeres % (DE)[a]	Total % (DE)[a]
1974–1975	20,2 (0,48)	19,3 (0,47)	19,8 (0,33)	4,6 (0,25)	4,6 (0,25)	4,6 (0,17)
1989	7,1 (0,66)	8,2 0,72)	7,6 (0,48)	3,8 (0,49)	5,3 (0,58)	4,6 (0,38)

[a]DE = desviación estándar.

nutrición y la prevalencia de la obesidad como indicador de la importancia relativa de cada problema en la población, cambió drásticamente de una encuesta a otra. En el caso de los niños, la alta prevalencia de desnutrición observada en el período 1974–1975 con más de cuatro niños desnutridos por cada obeso, se redujo en 1989 a un poco menos de dos desnutridos por cada obeso. En el caso de los adultos, esa razón se invirtió: en 1974 la desnutrición era 1,5 veces más alta que la obesidad, mientras que en 1987 la obesidad fue más de 2 veces más alta que la desnutrición.

Con respecto al porcentaje de niños desnutridos y niños obesos en los distintos estratos socioeconómicos, los datos de las encuestas de 1974–1975 y de 1989 indican que todos los estratos económicos tuvieron una disminución marcada de la prevalencia de la desnutrición y diferencias pequeñas en la prevalencia de la obesidad. Debe señalarse que esos cambios no influyeron en la fuerte relación entre los ingresos familiares per cápita y la frecuencia de la desnutrición y la obesidad infantiles: en ambas encuestas, a medida que aumentaron los ingresos familiares disminuyó la desnutrición y aumentó la obesidad (Cuadro 3). Una vez más, lo que cambió de una encuesta a la otra es la importancia relativa de la desnutrición y de la obesidad: en las familias más pobres (30% de la población con los ingresos más bajos), la prevalencia de la desnutrición bajó ligeramente, de 7:1 a 5:1; en las familias con ingresos medianos (40% de la población), la razón desnutrición/obesidad se invirtió pasando de 2,5:1 a 1:1,3, y en las familias más ricas (30% de la población con los ingresos más altos), el exceso relativo de niños obesos que se observó en 1974 se triplicó en 1989 pasando de una razón de 2,3:1 a otra de 7,6:1.

El porcentaje de adultos desnutridos en las encuestas de 1974–1975 y de 1989 en los mismos tres niveles de ingreso familiar per cápita descritos anteriormente, presenta una disminución relativamente uniforme en ambos sexos e indica que se mantiene la fuerte rela-

CUADRO 2. Porcentaje de prevalencia y desviación estándar de la desnutrición y la obesidad en adultos, Brasil, entre 1974–1975 y 1989.

	Adultos de 25 a 64 años					
	Desnutrición			Obesidad		
Años	Hombres % (DE)[a]	Mujeres % (DE)[a]	Total % (DE)[a]	Hombres % (DE)[a]	Mujeres % (DE)[a]	Total % (DE)[a]
1974–1975	6,8 (0,16)	10,4 (0,19)	8,6 (0,13)	3,1 (0,11)	8,2 (0,17)	5,7 (0,10)
1989	3,4 (0,24)	5,1 (0,28)	4,2 (0,18)	5,9 (0,31)	13,3 (0,44)	9,6 (0,27)

[a]DE = desviación estándar.

CUADRO 3. Porcentaje y desviación estándar de niños desnutridos y obesos, según nivel de ingresos familiares per cápita, Brasil, 1974–1975 y 1989.

Nivel de ingresos (%)	1974–1975				1989			
	Desnutrición		Obesidad		Desnutrición		Obesidad	
	%	DE[a]	%	DE[a]	%	DE[a]	%	DE[a]
Ingresos bajos (30%)	26,5	0,49	3,8	0,21	12,2	0,83	2,5	039
Ingresos medios (40%)	11,6	0,49	4,5	0,32	3,8	0,63	4,9	0,71
Ingresos altos (30%)	3,9	0,44	9,0	0,65	1,4	0,59	10,6	1,54

[a] DE = desviación estándar.

ción inversa entre los ingresos familiares y la prevalencia de la desnutrición; asimismo, señala la virtual desaparición del problema en los adultos del segmento de mayores ingresos. En los tres segmentos se observa un aumento en la frecuencia de la obesidad en ambos sexos, pero que tiende a ser mayor en las familias más pobres. Esa característica determina importantes cambios en la relación directa entre los ingresos familiares y la obesidad de los adultos: si bien entre los hombres, el gradiente de obesidad disminuyó linealmente desde los estratos económicos de ingresos altos a los de estratos de ingresos bajos, en el caso de las mujeres la prevalencia más alta de la obesidad se observó en los estratos intermedios. También puede observarse que, en 1989, la pobreza dejó de ser un factor que protegía a la mujer de la obesidad: alrededor de 10% de las mujeres más pobres eran obesas, mientras que en los estratos de ingresos medios y altos el porcentaje de obesidad era de 15,4% y 14,1%, respectivamente.

Además, el mayor aumento de la prevalencia de la obesidad se observa precisamente entre las mujeres más pobres (Cuadro 4).

En general, la relación entre la desnutrición y la obesidad cambió mucho de una encuesta a otra y reveló un aumento de la importancia del problema de la obesidad en los adultos de todos los estratos económicos. En el período 1974–1975, la obesidad superó a la desnutrición solamente entre los adultos de altos ingresos; en contraste, en 1989 la obesidad superó a la desnutrición entre los hombres de ingresos altos y medianos y entre las mujeres de todos los niveles de ingresos. Por otra parte, los datos de la última encuesta revelan un cambio en la relación entre los ingresos familiares y el índice de masa corporal (IMC) de las mujeres.

Pautas de alimentación de la población brasileña

Los cambios en las pautas de alimentación observados en el curso de las tres encuestas

CUADRO 4. Porcentaje y desviación estándar de adultos desnutridos y obesos, según nivel de ingresos familiares per cápita, Brasil, 1974–1975 y 1989.

Nivel de ingresos (%)	Hombres				Mujeres			
	1974–1975		1989		1974–1975		1989	
	Desnu-trición % (DE)[a]	Obesidad % (DE)[a]	Desnu-trición % (DE)[a]	Obesidad % (DE)[a]	Desnu-trición % (DE)[a]	Obesidad % (DE)[a]	Desnu-trición % (DE)[a]	Obesidad % (DE)[a]
Ingresos bajos (30%)	9,0 (0,37)	0,7 (0,10)	4,8 (0,49)	2,7 (0,37)	16,7 (0,47)	3,6 (0,23)	7,7 (0,60)	9,7 (0,66)
Ingresos medios (40%)	7,2 (0,27)	2,8 (0,17)	3,4 (0,38)	5,5 (0,48)	9,9 (0,30)	9,8 (0,30)	4,6 (0,44)	15,4 (0,75)
Ingresos altos (30%)	4,1 (0,22)	5,7 (0,26)	1,9 (0,35)	9,3 (0,74)	5,4 (0,24)	10,4 (0,33)	3,2 (0,45)	14,1 (0,88)

[a] DE = desviación estándar.

son semejantes para la población urbana del sudeste y del nordeste del país. Esos cambios incluyen la disminución del consumo de cereales y derivados, frijoles, raíces y tubérculos, que se produjo principalmente durante los años setenta y ochenta; el aumento sostenido del consumo de huevos, leche y sus derivados; la sustitución de la grasa, el tocino y la mantequilla por aceites vegetales y margarina; y el aumento del consumo de carne, principalmente a partir de la segunda mitad de los años setenta (Cuadro 5). Esos cambios indican una tendencia generalizada a una menor contribución de los carbohidratos a la ingesta total de calorías y a la sustitución de los carbohidratos con grasas, especialmente en las décadas de 1970 y 1980. En el caso de las proteínas, su participación en el régimen de alimentación cambió muy poco a lo largo del período comprendido en el estudio (Cuadro 6). El Cuadro 7 se presenta información adicional sobre la tendencia del consumo de alimentos en la población urbana del país. Allí se puede observar que el azúcar representó cerca de un cuarto del total de carbohidratos alimentarios en las tres encuestas, con pocas diferencias entre el nordeste y el sudeste; el consumo de proteínas de origen animal tuvo una tendencia ascendente en ambas regiones de 1% a 2% entre la encuesta de 1962 y la de 1975, y un aumento de 8% a 10% entre la encuesta de 1975 y la de 1988. Los cambios más importantes se observan en el gran aumento del consumo de grasas de origen vegetal y la consiguiente disminución del consumo de grasas de origen animal: la relación grasas de origen vegetal/grasas de origen animal era de 4:6 en el conjunto de las ciudades estudiadas en la primera encuesta; en la segunda encuesta pasó a ser de 5,5:4,5 y en la tercera fue de 4:6. Además, la disminución del consumo relativo de grasas de origen animal en la región sudeste es mayor entre la primera encuesta y la segunda; en el nordeste, la disminución es igualmente importante en todo el período comprendido por las tres encuestas.

El Cuadro 8 muestra la evolución en el país de ciertas características del régimen de alimentación en el país, en comparación con los valores recomendados por la OMS en 1990. En primer lugar, el consumo relativo de grasas en el sudeste según la encuesta de 1988, ya sobrepasó el máximo recomendado por la OMS y debe ser motivo de preocupación como problema de salud pública. Asimismo, el consumo excesivo de azúcar observado en los tres estudios de referencia y en todas las zonas estudiadas es otro motivo de preocupación. Por último, el consumo insuficiente de carbohidratos complejos que se observó desde la encuesta de 1962 en el sudeste y en la última encuesta en el nordeste, también señala la seriedad del problema de alimentación en las áreas analizadas. Las características positivas de los cambios comprenden el aumento generalizado del consumo de ácidos grasos

CUADRO 5. Porcentaje relativo de diferentes grupos de alimentos en el consumo calórico total, áreas metropolitanas del Brasil, 1962, 1975 y 1988.

	Regiones								
	Sudeste			Nordeste			Brasil		
Alimentos	1962	1975	1988	1962	1975	1988	1962	1975	1988
Cereales y derivados	37,2	37,9	35,9	34,1	34,8	31,7	36,7	37,8	35,4
Fideos	7,2	8,8	6,2	9,1	9,9	7,7	7,6	8,9	6,4
Raíces y tubérculos	4,0	3,0	2,7	12,8	14,0	11,0	5,6	4,8	4,0
Carnes	8,6	8,6	9,4	11,5	10,4	11,1	9,1	8,8	9,6
Huevos	1,1	1,4	1,6	0,5	1,0	1,6	1,0	1,4	1,6
Leche y derivados	5,5	6,6	8,9	3,1	4,8	6,0	5,1	6,3	8,4
Frutas	3,8	2,2	2,4	3,8	2,1	3,3	3,8	2,1	2,5
Manteca	7,9	3,5	1,6	4,6	2,3	1,3	7,2	3,3	1,6
Margarina y aceite	8,9	13,6	17,0	4,7	6,1	10,8	8,1	12,3	16,0
Azúcar	15,8	14,3	14,3	15,6	14,3	15,7	15,8	14,3	14,5

CUADRO 6. Porcentaje relativo de la participación de los carbohidratos, proteínas y lípidos en el consumo total de alimentos, áreas metropolitanas del Brasil, 1962, 1975 y 1988.

Regiones	Carbohidratos			Proteínas			Lípidos		
	1962	1975	1988	1962	1975	1988	1962	1975	1988
Sudeste	60,9	60,0	56,4	11,9	12,7	12,8	27,2	27,3	30,8
Nordeste	67,4	66,9	62,4	12,2	13,4	13,2	20,4	19,7	24,4
Brasil	62,1	61,2	57,4	11,9	12,8	12,8	26,0	26,0	29,8

poliinsaturados —hasta el punto de invertirse su relación con los ácidos grasos saturados—, y la tendencia descendente en el consumo de colesterol alimentario en la región sudeste.

DISCUSIÓN

Tal como muestran los resultados, el problema del consumo excesivo de alimentos en el Brasil está sustituyendo rápidamente al de la escasez. La desnutrición, aunque sigue existiendo especialmente en los niños de las familias de ingresos más bajos, ha disminuido en todas las edades y en todos los estratos socioeconómicos. El aumento de la prevalencia de la obesidad en los adultos también se presenta en todos los estratos socioeconómicos, con un aumento proporcional más elevado en los individuos de las familias de ingresos más bajos. A fines de los años ochenta, las mujeres brasileñas de ingresos más bajos tendían más a volverse obesas; en contraste, se observa en la actualidad una proporción más alta de obesos en el segmento de ingresos medios que en el segmento de ingresos altos.

En cuanto al consumo de alimentos, la comparación de las tres encuestas domiciliarias a lo largo de un período de 26 años revela cambios importantes en la composición del régimen alimentario de la población urbana del país. Mientras se observa una contribución menor de los carbohidratos a la ingesta calórica total y su sustitución por grasas, con mayor participación relativa de grasas de origen vegetal, la participación de las proteínas en el régimen alimentario habitual prácticamente no cambió. Cabe destacar también que no hay pruebas de que el consumo energético total haya disminuido y se haya vuelto insuficiente durante el período comprendido en el estudio. Por el contrario, el aumento sostenido del consumo relativo de productos de origen animal (que son los alimentos más apreciados y de mayor costo relativo) indica la evolución favorable de una ingesta calórica suficiente durante el período. Los productos de origen animal (carne, huevos, leche y sus derivados)

CUADRO 7. Porcentaje de consumo de nutrientes según el origen, áreas metropolitanas del Brasil, 1962, 1975 y 1988.

Nutrientes	Regiones								
	Sudeste			Nordeste			Brasil		
	1962	1975	1988	1962	1975	1988	1962	1975	1988
Carbohidratos	100,0	100,0	100,0	100,0	100,0	100,0	100,0	100,0	100,0
Complejos	74,0	76,1	74,7	76,8	78,6	74,7	74,5	76,6	74,7
Azúcar	26,0	23,9	25,3	23,2	21,4	25,3	25,5	23,4	25,3
Proteínas	100,0	100,0	100,0	100,0	100,0	100,0	100,0	100,0	100,0
Animal	47,8	49,4	57,1	45,6	46,6	56,1	47,8	48,7	56,5
Vegetal	52,2	50,6	42,9	54,4	53,4	43,9	52,2	51,3	43,5
Lípidos	100,0	100,0	100,0	100,0	100,0	100,0	100,0	100,0	100,0
Animal	60,0	43,2	37,9	64,3	54,4	45,0	60,7	45,4	39,3
Vegetal	40,0	56,8	62,1	35,7	45,6	55,0	39,3	54,6	60,7

CUADRO 8. Porcentaje relativo de nutrientes seleccionados en el consumo total de calorías, áreas metropolitanas del Brasil, 1962, 1975 y 1988.

	Regiones									Valores recomendados por la OMS
	Sudeste			Nordeste			Brasil			
Nutrientes	1962	1975	1988	1962	1975	1988	1962	1975	1988	
Lípidos	27,2	27,3	30,8	20,4	19,7	24,4	26,0	26,0	29,8	15% a 30%
Grasas saturadas	7,7	6,9	7,4	5,3	4,9	5,8	7,3	6,6	7,0	0% a 10%
Grasas poliinsaturadas	6,5	8,4	10,0	3,8	4,2	6,3	6,0	7,7	8,8	3% a 7%
Colesterol	205,9	166,0	165,2	154,9	128,2	147,7	195,7	158,5	160,8	0 a 300 mg/día
Carbohidratos	60,9	60,0	56,4	67,4	66,9	62,4	62,1	61,2	57,4	55% a 75%
Complejos	45,1	45,7	42,1	51,8	52,6	46,6	46,4	46,9	42,9	50% a 70%
Azúcar	15,8	14,3	14,3	15,6	14,3	15,8	15,8	14,3	14,5	0% a 10%
Proteínas	11,8	12,7	12,8	12,2	13,4	13,2	11,9	12,8	12,8	10% a 15%

representaron 15,7%, 16,5% y 19,6%, respectivamente, del total de calorías alimentarias en las encuestas de 1962, 1975 y 1988.

Los resultados presentados proporcionan información sobre la transición nutricional en el Brasil, difícil de encontrar en los países en desarrollo ya sea porque las encuestas sobre nutrición se realizan en grupos de población de ingresos bajos o porque se limitan a la población de niños preescolares; en general, muy raramente se estudian muestras representativas del ámbito nacional. En consecuencia, la única pauta obvia que se observa actualmente en muchos países es la disminución de la desnutrición (25).

Aunque la transición nutricional en el Brasil se asemeja a la de China (26–28), la diferencia principal es que el aumento de la obesidad entre los adultos es mayor en los grupos de ingresos bajos del Brasil y no en los grupos de ingresos medianos o altos, como ocurre en China. Otra diferencia es el aumento de la desnutrición en la población rural de bajos ingresos que se observa solo en China, circunstancia sorprendente si se tiene en cuenta la historia de ambos países con respecto a la equidad social. En relación con las pautas de alimentación, la principal diferencia entre ambos países está en el aumento de la densidad energética del régimen de alimentación que se produjo en China, pero no en el Brasil, como consecuencia del aumento del consumo de grasas de origen animal.

Los resultados del presente estudio indican que la disminución de la desnutrición infantil en el Brasil entre 1974 y 1989, podría atribuirse a un aumento moderado de los ingresos familiares sumado a la ampliación excepcional de los servicios públicos de salud, saneamiento y educación, y una situación demográfica favorable caracterizada por la rápida urbanización del país y el marcado descenso de las tasas de fecundidad (29). Los mismos factores podrían explicar, por lo menos en parte, la disminución de la desnutrición en los adultos.

La tendencia que se observa en el Brasil a consumir menos cereales y tubérculos, reemplazar carbohidratos por lípidos y elegir las proteínas de origen vegetal en lugar de las de origen animal, ya se observó en décadas pasadas en varios países desarrollados (30) y, más recientemente, en países en desarrollo (1). En los primeros, los cambios estuvieron relacionados con el aumento de la obesidad y de varias enfermedades crónicas no transmisibles (2–4); en particular, el aumento de la prevalencia de la obesidad en los Estados Unidos entre 1910 y 1976 coincidió con el aumento de la proporción relativa de grasas en la alimentación y fue independiente del aumento de la ingesta calórica total (31). En el Brasil, mientras el consumo energético relativo de grasa y tocino bajó de 4,9% a 1,0% entre la primera y la tercera encuestas, el consumo energético relativo de los aceites subió de 7,7% a 13,5%. También fue importante la sustitución de la mantequilla por margarina, pues el consumo de mantequilla bajó de 2,2% a 0,6% y el de margarina subió de 0,4% a 2,5% en el mismo período.

Los cambios en la composición de la ingesta de lípidos son importantes porque producen un aumento considerable del consumo relativo de ácidos grasos poliinsaturados y una relación más favorable entre esos ácidos y los ácidos grasos saturados. La situación permite inferir la existencia de efectos beneficiosos sobre la incidencia de algunas enfermedades crónicas no transmisibles, en particular la arterosclerosis (32). La magnitud del cambio en la relación ácidos grasos poliinsaturados/ácidos grasos saturados parece haber sido tan grande que no sería infundado atribuirle una influencia en la disminución de la mortalidad por enfermedades cardiovasculares observada en ciudades como Belém, Curitiba, Fortaleza, São Paulo y Salvador (33).

La mayor laguna de información sobre los factores determinantes del equilibrio energético se refiere a las pautas de actividad física de la población, de gran importancia explicativa del aumento de la obesidad. Por ejemplo, en China se constató que el aumento de la obesidad, que coincidió con el desarrollo y la modernización del país, estuvo directamente relacionado con los grandes cambios en la actividad física de los trabajadores (5, 27). En el Brasil, la disminución progresiva de la población dedicada a tareas agropecuarias, la automatización del sector fabril y la ampliación del sector de servicios, donde predominan las actividades que no exigen un alto gasto energético, indican que se podría producir un fenómeno semejante.

La transición nutricional en el Brasil tiene importantes repercusiones en la formulación de prioridades y estrategias de acción en el campo de la salud pública. Entre las prioridades principales deben figurar la incorporación definitiva de la prevención y el control de las enfermedades crónicas no transmisibles en el temario de la salud pública nacional, un compromiso firme para que las actividades educativas sobre alimentación y nutrición lleguen eficazmente a todos los estratos socioeconómicos de la población, y la responsabilidad de las instituciones del Gobierno en la promoción activa de la oferta de alimentos saludables y el acceso a ellos.

Los cambios favorables observados en la alimentación de la población brasileña no parecen ser consecuencia de una toma de conciencia de la población sobre los beneficios para la salud de un régimen alimentario saludable, como ocurre en algunos países desarrollados (19, 30, 34). La hipótesis se funda en la ausencia de campañas de promoción y educación para mejorar el acceso y el consumo de los alimentos en el país y en que los cambios de las pautas de alimentación se iniciaron entre los años sesenta y setenta, cuando todavía la población del Brasil ignoraba la relación del régimen de alimentación con la salud personal.

El principal factor explicativo de la sustitución de cereales, frijoles y tubérculos por aceites vegetales y el predominio de las grasas de origen vegetal sobre las grasas de origen animal sería el comportamiento de la oferta y de los precios relativos de los alimentos. En ese sentido, los datos sobre la disponibilidad interna de alimentos en el país indican que el acceso a los productos como el arroz, los frijoles y el trigo se estancó o disminuyó durante las décadas de 1970 y 1980, mientras aumentó en forma considerable la oferta y el precio accesible de la soja (35). Por otra parte, los datos de una serie histórica sobre las variaciones de los precios de los alimentos en la ciudad de São Paulo muestran que, entre 1962 y 1975, aumentó el precio relativo de los frijoles, los cereales y los derivados, y bajó el precio de la leche y los huevos (36).

Finalmente, el problema de la desnutrición continúa existiendo en el país aunque, a diferencia de la obesidad, afecta a grupos más reducidos de población. Por ese motivo, deben establecerse programas de prevención y control de la desnutrición que definan cuidadosamente a sus beneficiarios y concentren en ellos medidas de eficacia comprobada.

REFERENCIAS

1. Popkin BM. Nutritional patterns and transitions. *Popul Devel Rev* 1993;17:138–158.
2. US. Department of Health and Human Services. The Surgeon General's report on nutrition and health. Washington, DC: US. Government Printing Office; 1988. (DHHS (PHS) No. 88-50211).
3. US. National Research Council, Committee on Diet and Health. *Diet and health: implications for reducing chronic disease risk.* Washington, DC: National Academy Press; 1989.
4. Stamler J. Epidemic obesity in the United States [editorial]. *Arch Intern Med* 1993:153(9):1093–1104.
5. Popkin BM. The nutrition transition in low income countries: an emerging crisis. *Nutr Rev* 1994;52(9):285–298.
6. Frenk J, Bobadilla JL, López Cervantes M. Health transition in middle-income countries: new challenges for health care. *Health Policy Plan* 1989;4(1):29–39.
7. Chackiel J, Martínez J. *Transición demográfica en América Latina y el Caribe desde 1950.* Santiago: Centro Latinoamericano y Caribeño de Demografía; 1992.
8. Scrimshaw NS, Taylor CE, Gordon J. *Interactions of nutrition and infection.* Geneva: World Health Organization; 1968. (Monograph Series 57).
9. Rice Puffer R, Serrano CV. *Patterns of mortality in childhood. Report of the Inter-American Investigation of Mortality in Childhood.* Washington, DC: Pan American Health Organization; 1973. (Scientific Publication 262).
10. Lechtig A, Habicht JP, Delgado H, Klein RE, Yarbrough C, Martorell R. Effect of food supplementation during pregnancy on birthweight. *Pediatrics* 1975; 56(4):508–520.
11. Mata LJ. *The children of Santa María Cauqué: a prospective field study of health and growth.* Cambridge, MA: The MIT Press; 1978.
12. Iunes RF. Mudanças no cenário político-econômico. En: Monteiro, CA, org. *Velhos e novos males da saúde no Brasil: a evolução do país e de suas doenças.* São Paulo:Hucitec; 1995.
13. Patarra NL. Mudanças na dinâmica demográfica. En: Monteiro CA, org. *Velhos e novos males da saúde no Brasil: a evolução do país e de suas doenças.* São Paulo: Hucitec/NUPENS-USP; 1995.
14. Banco Mundial. *Informe sobre el desarrollo mundial. Invertir en salud. Indicadores del desarrollo mundial.* Washington, DC: Banco Mundial; 1993.
15. Fundação Instituto Brasileiro de Geografia e Estatística, UNICEF. *Perfil estatístico de crianças e mães no Brasil: aspectos nutricionais, 1974–1975.* Rio de Janeiro: FIBGE; 1982.
16. Fundação Instituto Brasileiro de Geografia e Estatística; Paraguay, Instituto Nacional de Alimentación y Nutrición; UNICEF. *Perfil estatístico de crianças e mães no Brasil: aspectos de saúde e nutrição de crianças no Brasil, 1989.* Rio de Janeiro: FIBGE; 1992.
17. World Health Organization. Use and interpretation of anthropometric indicators of nutritional status. *Bull WHO* 1986; 64(6):929–941.
18. James WP, Ferro-Luzzi A, Waterlow JC. Definition of chronic energy deficiency in adults. Report of a working party of the International Dietary Energy Consultative Group. *Eur J Clin Nutr* 1988:42(12):969–981.
19. Organización Mundial de la Salud, Grupo de Estudio de la OMS sobre Dieta, Nutrición y Prevención de Enfermedades Crónicas. *Dieta, nutrición y prevención de enfermedades crónicas. Informe de un grupo de estudio de la OMS.* Ginebra: OMS; 1990. (Serie Informes Técnicos 797)
20. The Getulio Vargas Foundation. *Food consumption in Brazil. Family budget survey in the early 1960's.* Jerusalem: Keter Press; 1987.
21. Fundação Instituto Brasileiro de Geografia e Estatística. Vol I: *Pesquisa de orçamento familiares 1978/88.* Rio de Janeiro: FIBGE; 1991.
22. Fundação Instituto Brasileiro de Geografia e Estatística. Consumo alimentar; antropometria. En: FIBGE. Vol I: *Estudo Nacional da Despesa Familiar, dados preliminares, Regiões I, II, III, IV e V, t.1.* Rio de Janeiro: FIBGE; 1977.
23. Fundação Instituto Brasileiro de Geografia e Estatística. Tabela de composição de alimentos. En: FIBGE. Vol III: *Estudo Nacional da Despesa Familiar.* Rio de Janeiro: FIBGE; 1977.
24. McCance RA. *McCance and Widdowson's the composition of foods.* 5th ed, rev, ext. Cambridge, UK: Royal Society of Chemistry—Ministry of Agriculture, Fisheries and Food; 1991.
25. United Nations, Administrative Committee on Coordination, Sub-Committee on Nutrition. Highlights of the world nutrition situation. *SCN News* 1992;8:1–3.
26. Popkin BM, Keyou G, Fengying Z, Guo X, Haijiang M, Zohoori N. The nutrition transition in China: a cross-sectional analysis. *Eur J Clin Nutr* 1993; 47(5):333–346.
27. Popkin BM, Doak CM. The obesity epidemic is a worldwide phenomenon. *Nutr Rev* 1998 Apr;56(4 Pt 1):106–14.
28. Popkin BM, Paeratakul S, Zhai F, Ge K. Dietary and environmental correlates of obesity in a population study in China. *Obes Res* 1995;(Suppl 2):135s–143s.
29. Monteiro CA, Benicio MFDA, Iunes RF, Gouveia NC, Cardoso MAA. Evolução da desnutrição infantil. En: Monteiro CA, org. *Velhos e novos males da saúde no Brasil: a evolução do país e de suas doenças.* São Paulo: Hucitec/NUPENS-USP; 1995.
30. James WPT. *Healthy nutrition: preventing nutrition-related diseases in Europe.* Copenhagen: World Health Organization; 1988. (European Series 24).
31. Dreon MD, Frey-Hewitt-Frey B, Ellsworth N, Williams PT, Terry RB, Wood PD. Dietary fat: carbo-

hydrate ratio and obesity in middle-aged men. *Am J Clin Nutr* 1988; 47(6):995–1000.
32. FAO. *Dietary fats and oils in human nutrition. Report of an Expert Consultation, Rome, 21–30 September 1977.* Rome: FAO; 1980. (Food and Nutrition Series).
33. Lolio CA. Mortalidade por doenças do aparelho circulatorio em capitais de regiões metropolitanas do Brasil, 1979–1989. São Paulo: Universidade de São Paulo; 1994. [Tese de Livre Docencia, Faculdade de Saúde Pública].
34. Becker W, Helsing E. *Food and health data: their use in nutrition policy making.* Copenhagen: World Health Organization; 1990. (European Series 34).
35. Fundação Getulio Vargas. *Balanço e disponibilidade interna de generos alimentícios de origem vegetal.* Rio de Janeiro; 1991.
36. Carmo HCE. Impacto nutricional da evolução dos preços dos alimentos em São Paulo. São Paulo: Universidade de São Paulo; 1980. [Dissertação de Mestrado, Faculdade de Economia e Administração].

TRANSICIÓN EPIDEMIOLÓGICA Y DEMOGRÁFICA: TIPOLOGÍA DE LOS PAÍSES DE AMÉRICA LATINA Y EL CARIBE

Jorge Bacallao[1]

En los dos últimos decenios, los perfiles sanitarios y demográficos de numerosos países de bajos ingresos han tenido un cambio gradual, aunque no siempre al mismo ritmo ni al mismo tiempo. En algunos países de América Latina y el Caribe coexisten varias formas y grados de desnutrición junto a la obesidad y el exceso de peso. El presente artículo ofrece un breve metanálisis descriptivo de los informes del Proyecto Multicentro Dieta y salud en Latinoamérica y el Caribe (1) y de la edición de 1994 del libro *Las condiciones de salud en las Américas* (2). El análisis exploratorio y confirmatorio de los datos sobre las variables epidemiológicas, demográficas y nutricionales ha producido tres conglomerados de países que difieren en su composición y crecimiento demográficos y en el ritmo de la transición de un perfil de salud a otro.

El presente artículo amplía un trabajo exploratorio (3) que fue la base de una ponencia presentada en un taller sobre la obesidad y la pobreza celebrado en La Habana, Cuba, en mayo de 1995 (4). Ese trabajo también se basó en los informes nacionales compilados por el Instituto de Nutrición de Centro América y Panamá (INCAP) (1).

Los países se agruparon en conglomerados exclusivamente según la contribución relativa de las enfermedades infecciosas, las enfermedades crónicas no transmisibles y otras causas externas a la tasa global de mortalidad. Los ejes de clasificación provinieron de un análisis de correspondencia (5), que genera una representación simultánea de los países y los factores del perfil de mortalidad en el plano definido por los ejes factoriales. Se notificaron cinco conglomerados relativamente compactos de países. El primer conglomerado agrupó a casi todos los países de habla inglesa del Caribe, Costa Rica, Panamá y Puerto Rico; todos ellos son países pequeños que experimentan un descenso rápido del crecimiento demográfico y un aumento claro de las enfermedades crónicas no transmisibles. El segundo comprendió a Chile, Cuba y, con características menos típicas, la Argentina que, si bien tiene un perfil epidemiológico muy similar al del primer conglomerado, tuvo un comienzo más temprano de la transición y su proceso fue más lento. El tercer conglomerado incluyó a Guatemala, Honduras, el Perú, y a países con una tasa alta de prevalencia de enfermedades infecciosas, un porcentaje elevado de población menor de 15 años y tasas altas de malnutrición y mortalidad infantil. El Brasil y Venezuela, países extensos y con va-

[1] Instituto Superior de Ciencias Médicas, La Habana, Cuba.

lores intermedios en los indicadores de mortalidad y morbilidad, conformaron el cuarto conglomerado. El quinto conglomerado incluyó a Colombia y a tres de los países más pobres de habla inglesa del Caribe y con similares tasas altas de mortalidad por accidentes y violencia: Belice, Dominica y Guyana.

En el presente artículo se han agregado nuevas variables. Algunas se emplearon para obtener los ejes de clasificación y establecer la tipología, y otras para probar su coherencia y formular hipótesis de asociación. La tipología generada por este estudio provee apoyo empírico al modelo teórico de transición de Omran (6) y, en particular, al "modelo polarizado prolongado" propuesto por Frenk et al. (7).

PROCEDIMIENTOS

El punto de partida para este estudio es una matriz de datos cuyas filas son los países citados en el Recuadro 1 y cuyas columnas corresponden a las variables del Recuadro 2. De los países de habla inglesa del Caribe, solamente se incluyó a Barbados, Jamaica, y Trinidad y Tabago. La información sobre el resto de los países del Caribe y Bolivia fue inadecuada para realizar el análisis descrito a continuación.

Se realizó un análisis de los componentes principales (8) en la matriz de correlación definida por las siguientes variables notificadas por los distintos países alrededor de 1990: tasa de fecundidad, esperanza de vida, ingesta diaria de energía y mortalidad por enfermedades transmisibles, cáncer, enfermedades cardiovasculares y causas externas de mortalidad. Las cuatro últimas variables se expresaron como porcentajes y miden el aporte relativo de cada causa de muerte a la mortalidad global.

Los dos primeros ejes, que explicaron más de 70% de la varianza global, se emplearon para estructurar una tipología basada en el algoritmo de agrupación de las K-medias (9). Entre las posibles opciones de K se escogió una de tres conglomerados porque era la que permitía una interpretación mejor y era más compatible con los resultados previos (1, 2, 6, 7). México y el Paraguay fueron atípicos y, por tanto, no se asignaron a ningún conglomerado. Las variables restantes se utilizaron para caracterizar los conglomerados e interpretar los resultados.

RESULTADOS

El Cuadro 1 muestra las coordenadas de los vectores latentes que definen los dos primeros ejes factoriales, junto con su varianza relativa explicada. En el lado negativo de este

---

RECUADRO 1. Países incluidos en el estudio.

Caribe
- Barbados
- Cuba
- Jamaica
- Puerto Rico
- República Dominicana
- Trinidad y Tabago

América Central
- Costa Rica
- El Salvador
- Guatemala
- Honduras
- Nicaragua
- Panamá

América del Norte
- México

América del Sur
- Argentina
- Brasil
- Chile
- Colombia
- Ecuador
- Paraguay
- Perú
- Uruguay
- Venezuela

> **RECUADRO 2. Variables incluidas en el estudio.**
>
> **Demográficas**
> - Tasas de fecundidad (1950, 1970, 1990)
> - Esperanza de vida (1950, 1970, 1990)
> - Tasa de natalidad[a]
> - Tasa general de mortalidad[a]
> - Edad mediana de la población[a]
> - Porcentaje de población urbana[a]
> - Porcentaje de población económicamente activa
> - Porcentaje de población de 15 años de edad o menos (1950, 1990)
> - Porcentaje de población de 65 años de edad o más (1950, 1990)
>
> **Epidemiológicas**
> - Tasa de mortalidad infantil[a]
> - Tasa de mortalidad materna[a]
> - Tasa de mortalidad por enfermedades infecciosas[a]
> - Tasa de mortalidad por cáncer (hombres y mujeres)[a]
> - Tasa de mortalidad por cáncer en la población mayor de 65 años de edad (1960, 1990)
> - Tasa de mortalidad por enfermedades cardiovasculares (hombres y mujeres)[a]
> - Tasa de mortalidad por enfermedades cardiovasculares en la población mayor de 65 años de edad (1960, 1990)
> - Tasa de mortalidad por causas externas (accidentes y muertes violentas) (hombres y mujeres)[a]
> - Tasa de mortalidad por causas externas de la población mayor de 65 años de edad (1960 y 1990)
> - Prevalencia de bajo peso para la edad en niños menores de 5 años de edad[a]
>
> **Ingesta alimentaria**
> - Ingesta diaria de energía (1970, 1990)
> - Ingesta diaria de proteína[a]
>
> **Otras variables**
> - Gasto en salud como porcentaje del producto nacional bruto[a]
> - Gasto anual per cápita en salud[a]
>
> [a]En cada país, el indicador corresponde al año más próximo a 1994 en el período 1990–1994. Todas las tasas se han ajustado.

primer eje (que explica cerca de 60% de la varianza total) están los países con tasas altas de fecundidad y de mortalidad por enfermedades infecciosas y causas externas. En el lado positivo, están los países con tasas altas de mortalidad por enfermedades crónicas no transmisibles y con la mayor esperanza de vida. El segundo eje está dominado prácticamente por las enfermedades cardiovasculares. Entre los países que se encuentran en una etapa tardía de transición epidemiológica, ese eje separa a los países donde el predominio de las enfermedades cardiovasculares sobre el cáncer es más marcado. Hay una asombrosa coincidencia entre la clasificación que permite obtener este eje y la distinción entre los modelos de transición rápida e intermedia identificados por Omran (6).

En el Recuadro 3 se presenta la tipología producida por el algoritmo de agrupación aplicado a los países en el plano definido por los ejes factoriales. El conglomerado 1 está compuesto por países pequeños (Costa Rica, Panamá, el Uruguay y varias islas del Caribe). El Ecuador,

CUADRO 1. Parámetros de los dos primeros ejes factoriales (componentes principales).

Variables[a]	Componentes	
	I	II
FER	−0,89	−0,20
LE	0,84	0,43
ENER	0,77	0,25
INF	−0,81	0,11
CAN	0,76	0,03
CV	0,59	−0,74
EXT	−0,65	0,34
Varianza explicada (%)	58,4	13,8

FER: tasa de fecundidad.
LE: esperanza de vida.
ENER: ingesta diaria de energía.
INF: mortalidad por enfermedades infecciosas (%).
CAN: mortalidad por cáncer (%).
CV: mortalidad por enfermedades cardiovasculares (%).
EXT: mortalidad por causas externas (violencia y accidentes) (%).

RECUADRO 3. Tipología de los países de América Latina y el Caribe.

Conglomerado 1
- Barbados
- Chile
- Costa Rica
- Cuba
- Jamaica
- Panamá
- Puerto Rico
- Uruguay

Conglomerado 2
- Ecuador
- El Salvador
- Guatemala
- Honduras
- Nicaragua
- Perú

Conglomerado 3
- Argentina
- Brasil
- Colombia
- República Dominicana
- Trinidad y Tabago
- Venezuela

Países no clasificados
- México
- Paraguay

el Perú y los países más pobres de América Central están agrupados en el conglomerado 2, que corresponde al modelo "lento" de Omran (6). El tercero conglomerado está compuesto por cuatro países grandes de América del Sur (la Argentina, el Brasil, Colombia y Venezuela), la República Dominicana, y Trinidad y Tabago. México y el Paraguay son países atípicos dentro de esta taxonomía por su posición extrema en el segundo eje: en términos relativos, la mortalidad por enfermedades cardiovasculares es demasiado baja en México y demasiado alta en el Paraguay.

El Cuadro 2 contiene estadísticas descriptivas de cada variable en los tres conglomerados. En casi todas las variables, los países del conglomerado 1 se ajustan a los patrones del llamado modelo "acelerado no occidental"; los del conglomerado 2, a los patrones del modelo "lento"; y los del conglomerado 3, a los patrones del modelo "alto o intermedio bajo" (6).

CARACTERIZACIÓN DE LA TIPOLOGÍA

Indicadores demográficos

Desde 1950, los países del conglomerado 1 han tenido las menores tasas de fecundidad; las mayores corresponden a los del conglomerado 2. La tendencia hacia tasas de fecundidad decrecientes ha sido más o menos similar en los tres conglomerados, aunque un poco más rápida en el conglomerado 2 durante el último decenio. Eso sugiere que los países del conglomerado 1 entraron antes al período de transición, no que avanzaron más rápido dentro de ese período.

Además, desde 1950 la esperanza de vida ha sido más alta en los países del conglomerado 1 y más baja en los del conglomerado 2. La diferencia entre esos dos grupos extremos tiende a disminuir en forma pareja (15 años en el decenio de 1950, 13 en el de 1970, y 8 en

CUADRO 2. Medias y desviaciones estándar por conglomerados.

Variables	Conglomerados		
	1	2	3
Demográficas			
Fecundidad (hijos por mujer) (1950)	4,78 (1,12)	6,96 (0,32)	5,54 (1,49)
Fecundidad (hijos por mujer) (1970)	3,77 (0,89)	6,46 (0,54)	4,43 (0,94)
Fecundidad (hijos por mujer) (1990)	2,40 (0,47)	4,43 (0,78)	2,90 (0,27)
Esperanza de vida (años al nacer) (1950)	58,90 (4,4)	44,10 (2,5)	53,90 (5,9)
Esperanza de vida (años al nacer) (1970)	68,50 (2,7)	56,10 (2,2)	62,40 (3,3)
Esperanza de vida (años al nacer) (1990)	74,20 (1,7)	65,80 (0,9)	69,30 (2,1)
Tasa de natalidad (por 1.000 habitantes)[a]	20,60 (3,9)	34,80 (4,8)	24,20 (2,7)
Tasa general de mortalidad (por 1.000 habitantes)[a]	6,80 (2,1)	7,20 (0,4)	6,60 (1,2)
Edad mediana de la población (años)[a]	27,20 (3,3)	19,10 (2,1)	24,10 (2,1)
Población urbana (%)[a]	66,90 (16,9)	55,30 (11,8)	77,00 (11,2)
Población económicamente activa (%)[a]	44,60 (9,9)	38,70 (3,0)	38,80 (5,4)
Población ≤ 15 años (%) (1950)	39,20 (4,3)	43,20 (1,3)	40,40 (4,9)
Población ≤ 15 años (%) (1990)	29,80 (5,1)	41,10 (4,2)	33,60 (3,7)
Población ≥ 65 años (%) (1950)	4,20 (0,8)	3,10 (0,9)	3,20 (0,9)
Población ≥ 65 años (%) (1990)	7,00 (2,7)	3,70 (0,4)	5,40 (2,2)
Epidemiológicas			
Tasa de mortalidad infantil (por 1.000 nacidos vivos)[a]	14,50 (3,2)	59,80 (16,6)	36,80 (19,4)
Tasa de mortalidad materna[a,b]	45,80 (30,8)	170,00 (48,2)	88,50 (42,4)
Mortalidad por enfermedades infecciosas[a,b]	53,30 (7,9)	137,90 (8,6)	91,40 (24,5)
Mortalidad por cáncer (hombres)[a,b]	116,00 (33,8)	90,30 (23,0)	103,60 (18,2)
Mortalidad por cáncer (mujeres)[a,b]	106,70 (24,5)	124,70 (12,2)	106,40 (7,9)
Mortalidad por cáncer > 65 años[b] (1960)	1.244,00 (341)	664,00 (202)	1.197,00 (375)
Mortalidad por cáncer > 65 años[b] (1990)	1.294,00 (294)	760,00 (302)	1.037,00 (170)
Mortalidad por enfermedades cardiovasculares (hombres)[a,b]	211,90 (37,1)	173,60 (28,1)	267,00 (30,7)
Mortalidad por enfermedades cardiovasculares (mujeres)[a,b]	205,70 (30,8)	176,30 (93,9)	280,80 (28,0)
Mortalidad por enfermedades cardiovasculares > 65 años[b] (1960)	3.288,00 (477)	1.694,00 (548)	3.077,00 (1061)
Mortalidad por enfermedades cardiovasculares > 65 años[b] (1990)	2.663,00 (331)	2.161,00 (341)	3.226,00 (304)
Mortalidad por causas externas (hombres)[a,b]	91,40 (26,0)	168,00 (67,0)	132,80 (61,7)
Mortalidad por causas externas (mujeres)[a,b]	28,70 (9,5)	41,80 (9,3)	35,00 (7,1)
Mortalidad por causas externas > 65 años[b] (1960)	182,40 (64,6)	258,70 (45,9)	188,30 (45,1)
Mortalidad por causas externas > 65 años[b] (1990)	197,00 (75,8)	333,70 (120,4)	228,50 (47,2)
Niños < 5 años con bajo peso para la edad[a] (%)	8,20 (4,4)	20,70 (11,4)	9,00 (2,8)
Ingesta alimentaria			
Ingesta diaria de energía (kcal) (1970)	2.702,00 (226)	2.219,00 (39)	2.644,00 (326)
Ingesta diaria de energía (kcal) (1990)	2.738,00 (321)	2.224,00 (116)	2.595,00 (271)
Ingesta diaria de proteína (g)[a]	76,90 (12,9)	57,70 (3,6)	68,30 (17,3)
Otras variables			
Gasto en salud como porcentaje del producto nacional bruto[a]	4,80 (3,5)	4,80 (1,3)	5,80 (2,0)
Gasto anual per cápita en salud (US$)[a]	114,80 (18,2)	45,60 (18,8)	166,50 (14,4)
Primer componente principal[c]	0,82 (0,49)	−1,35 (0,53)	0,29 (0,47)
Segundo componente principal[d]	0,60 (0,63)	0,11 (0,66)	−0,83 (0,33)

[a] En cada país, el indicador corresponde al año más próximo a 1994 en el período 1990–1994.
[b] Por 100.000 habitantes.
[c] Valores de los factores del primer componente de un análisis de los componentes principales.
[d] Valores de los factores del segundo componente de un análisis de los componentes principales.

el de 1990). Las tasas de crecimiento de los conglomerados 1 y 3 son casi iguales y mucho más bajas que en el 2. La tasa de mortalidad global es muy similar en los conglomerados 1 y 3 y ligeramente mayor en el 2. La población del conglomerado 1 tiene la mayor edad mediana y la población del 2, la menor. La diferencia promedio es de 3 años entre los conglomerados 1 y 3, y de 8 años entre los conglomerados 1 y 2.

El conglomerado 2 tiene el porcentaje más bajo de población urbana y económicamente activa. El mayor porcentaje de población urbana se encuentra en el conglomerado 3 (Argentina, Brasil, Colombia y Venezuela) y los porcentajes más altos de población económicamente activase encuentran en el conglomerado 1.

Por lo menos desde el decenio de 1950, el conglomerado 1 ha tenido la proporción más baja de población menor de 15 años y la mayor proporción de población mayor de 65 años. Con respecto a esas proporciones, se han ampliado las diferencias entre los conglomerados.

Indicadores epidemiológicos

Las tasas de mortalidad maternoinfantil muestran las tendencias previstas: son bajas en el conglomerado 1, altas en el conglomerado 2 e intermedias en el conglomerado 3. Las tasas del conglomerado 3 equivalen a más del doble de las del conglomerado 1.

Las mayores tasas de mortalidad por cáncer en los hombres ocurren en el conglomerado 1 y en las mujeres, en el conglomerado 2. En la población mayor de 65 años de edad, la mortalidad por cáncer se ha mantenido prácticamente constante en los últimos 30 años en el conglomerado 1, se ha reducido en el conglomerado 3 y ha aumentado en el conglomerado 2.

Las tasas de mortalidad por enfermedades cardiovasculares en hombres y mujeres son considerablemente más altas en el conglomerado 3 que en el conglomerado 1. En los últimos tres decenios, los conglomerados 1 y 3 han mostrado tendencias opuestas en las tasas de mortalidad por enfermedades cardiovasculares en la población mayor de 65 años: los países del conglomerado 1 han mostrado una clara disminución, en tanto que los países de los conglomerados 2 y 3 han tenido un notable aumento. Esa polarización de los conglomerados 1 y 3 con respecto a las dos causas de defunción más frecuentes por enfermedades no transmisibles es compatible con la afirmación de Omran de que los países del conglomerado 1 tienen un modelo de transición acelerado, semejante al modelo clásico de transición observado en los Estados Unidos y el Canadá (6).

En la población mayor de 65 años, la tasa de mortalidad por enfermedades infecciosas tiende a reducirse en los tres conglomerados, pero a una tasa más acelerada en el conglomerado 2, que está en una etapa de transición tardía.

Las tasas de mortalidad por causas externas (que incluyen accidentes y muertes violentas) muestran el mismo patrón para los hombres y las mujeres: el conglomerado 2 tiene las tasas más altas y el conglomerado 1, las más bajas. Tal como era de esperarse, las diferencias son mayores en los hombres. Las tasas de mortalidad por causas externas aumentan constantemente en los tres conglomerados.

El porcentaje de niños menores de 5 años con bajo peso para la edad en el conglomerado 2 es el doble del observado en los conglomerados 1 y 3, que son muy similares. No hay información fidedigna sobre la prevalencia de obesidad. Casi todos los datos disponibles se basan en algunos estudios de baja cobertura.

Indicadores de la ingesta alimentaria

Falta información suficiente como para comparar la composición actual del régimen alimentario o sus tendencias entre los tres conglomerados. La única información disponible sobre ese régimen se refiere a la ingesta de proteína y energía. La ingesta diaria de proteína es mayor en el conglomerado 1 que en el 3, a pesar de que el país con la ingesta más alta —la Argentina— forma parte del conglomerado 3. Aunque se observa la misma relación en la ingesta de energía entre 1970 y 1990, es interesante señalar que la ingesta de energía ha sido prácticamente constante en los países del conglomerado 1 y se ha reducido en los del conglomerado 3. No es posible relacionar este hecho con ningún acontecimiento epidemiológico, ya que se desconoce la fuente de los cambios de la ingesta de energía.

Otros indicadores y variables compuestas

Los países del conglomerado 3 dedican el mayor porcentaje del producto nacional bruto al gasto en salud pública. Los países de este conglomerado también tienen el mayor gasto anual per cápita en salud. Esas estadísticas indican que los sistemas de salud de los países de este conglomerado son menos eficientes que los del conglomerado 1. Sin embargo, su relación con los indicadores epidemiológicos es difícil de interpretar por causa de variables tales de confusión como los costos de los servicios de salud, la proporción entre los servicios públicos y los privados y los costos del resto de los servicios no relacionados directamente con la salud pública.

El factor 1[2] separa al conglomerado 2 del conglomerado 1 y del conglomerado 3, y el factor 2 separa al conglomerado 1 del conglomerado 3. La capacidad de discriminación del factor 1 obedece a una mortalidad alta o baja por enfermedades infecciosas; en tanto, la capacidad de discriminación del factor 2 se debe a la prevalencia relativa de enfermedades cardiovasculares entre las enfermedades crónicas no transmisibles. Cuando se correlaciona a los países dentro del sistema de ejes definidos por esos factores, su posición relativa coincide de forma llamativa con la clasificación derivada de los modelos de transición de Omran (6).

CONCLUSIONES

El enfoque adoptado en este artículo está sujeto a las limitaciones bien conocidas de los estudios exploratorios: no se verifica ninguna hipótesis ni se establecen relaciones que pudieran generalizarse o extrapolarse a otros contextos. Otra limitación debida al tema del estudio es que la descripción de cada país a nivel nacional oculta la gran heterogeneidad y las grandes desigualdades internas del país, que son algunas de las características distintivas de la transición epidemiológica en la Región (7).

---
[2]Los términos factor y componente se usan indistintamente en el texto. Los factores 1 y 2 se emplean para designar los valores del primero y segundo componente, respectivamente.

A partir de fuentes de información disponibles y bien conocidas (4), el enfoque inductivo exploratorio-confirmatorio (9, 10) confirma o indica las siguientes conclusiones:

- Está en marcha un proceso de transición que afecta a la composición demográfica y a los perfiles epidemiológicos. La propiedad del término *transición* —que ya fuera criticado por varios autores (7, 11)— es discutible porque implica la sustitución de ciertas características esenciales por otras. La Región muestra signos claros de coexistencia de rasgos de morbilidad y mortalidad, predominantes en distintas etapas del modelo clásico. Esto respalda la teoría de la transición prolongada y la polarización epidemiológica propuesta por varios autores (1, 7, 11).
- El proceso de cambio no es uniforme en toda la Región. Sin embargo, existe cierta uniformidad cuando los países se estratifican según la modalidad natural de clasificación señalada inductivamente por los indicadores que definen el cambio demográfico y epidemiológico. La tipología resultante es compatible con los modelos teóricos que se han empleado para tipificar los cambios (6).
- El procedimiento métrico que produce la tipología no emplea ninguna suposición previa, ni siquiera cuando la propia tipología guarda una estrecha relación con el tamaño de los países, su situación geográfica y varios indicadores macroeconómicos de desarrollo. Esa tipología podría emplearse como base para una estrategia regional para abordar el desafío de la transición epidemiológica.
- Los países de conglomerados diferentes experimentan cambios epidemiológicos con distinto ritmo y en momentos diferentes. Por ejemplo, desde el decenio de 1970, los perfiles demográficos y epidemiológicos de los países habrían producido esencialmente la misma tipología. Las relaciones de orden entre los grupos con respecto a la mayoría de los indicadores se han mantenido prácticamente invariables, al menos durante los últimos 20 años. En el decenio de 1970 y,

probablemente mucho antes, los países del conglomerado 1 estaban pasando por un proceso de transición más acelerado. Sin embargo, durante el último decenio ha habido un descenso relativo más rápido de los indicadores demográficos (tasas de natalidad y fecundidad) y un aumento relativo más rápido de la mortalidad por enfermedades crónicas no transmisibles en los países del conglomerado 2 que en los países de los otros conglomerados.

- Entre los países que están más avanzados en el proceso de cambio epidemiológico y demográfico (conglomerado 1), algunos han experimentado una reducción de las tasas de mortalidad por enfermedades cardiovasculares. Las tasas de mortalidad por diferentes formas de cáncer han permanecido estables o aumentado ligeramente (conglomerado 1), aunque otras tasas de mortalidad han mostrado la tendencia contraria, particularmente el aumento llamativo de la tasa de mortalidad por enfermedades cardiovasculares (conglomerado 3). Este hallazgo es compatible con los modelos propuestos por Omran (6) y podría indicar que los países del conglomerado 1 han entrado a la etapa de cambio del modo de vida y de reducción de la mortalidad por enfermedades cardiovasculares, o que la reducción de la mortalidad se debe a un cambio del modo de vida (7).
- A pesar de sus limitaciones, el enfoque presente podría emplearse en el ámbito nacional o subnacional para revelar similitudes o diferencias entre las regiones de un país, que podrían ser útiles para planear y diseñar las estrategias de intervención.

REFERENCIAS

1. Organización Panamericana de la Salud, Instituto de Nutrición de Centro América y Panamá. Informe del Proyecto Multicentro Dieta y Salud en Latinoamérica y el Caribe. Guatemala: INCAP; 1994. (DOE/IP/049).
2. Organización Panamericana de la Salud. *Las condiciones de salud en las Américas*. Edición de 1994. Washington, DC: OPS; 1994. (Publicación Científica 549; 2 vol).
3. Bacallao J. Diet and health in the Americas: epidemiological review. San Antonio de los Baños, Cuba; 1995.
4. Organización Panamericana de la Salud, Programa de Alimentación y Nutrición. Informe de la Reunión Técnica sobre Obesidad en la Pobreza de América Latina. Washington, DC: OPS; 1996. (PAHO/HPP/HPN/96.02).
5. Diday E. *Analyse des données et classification automatique, numérique et symbolique*. Guipúzcoa: Instituto Vasco de Estadística; 1992: 127–145.
6. Omran AR. *The epidemiologic transition in the Americas*. Washington, DC: Pan American Health Organization; 1996.
7. Frenk J, Frejka T, Bobadilla JL, Stern C, Lozano R, Sepúlveda J, et al. La transición epidemiológica en América Latina. *Bol Oficina Sanit Panam* 1991;111:485–496.
8. Manly BFJ. *Multivariate statistical methods. A primer*. Londres: Chapman & Hall; 1994:76–91.
9. Hartigan JA, Wong MA. A K-means clustering algorithm AS 136. *Appl Stat* 1979;28:1126–1130.
10. Bacallao J. La perspectiva exploratorio-confirmatoria en las aplicaciones biomédicas de la estadística: dos diálogos. II. Consideraciones críticas acerca de las pruebas de significación. *Med Clin* 1996;14:539–543.
11. Frenk J, Bobadilla JL, Sepúlveda J, López M. Health transition in middle-income countries: new challenges for health care. *Health Policy Plan* 1989;4:29–39.

Aspectos metodológicos para el estudio de la obesidad desde una perspectiva de salud pública

CUESTIONES DE INTERÉS PARA LA VIGILANCIA DE LA OBESIDAD EN SALUD PÚBLICA: PREVALENCIA, INCIDENCIA Y TENDENCIAS SECULARES

David F. Williamson[1]

Aunque la obesidad[2] se ha considerado un problema clínico por muchos siglos (*1*), solo últimamente se la ha reconocido como problema de salud pública. Eso se debe a que las condiciones necesarias para que la obesidad se convirtiera en un padecimiento común de la población humana se originaron hace relativamente poco tiempo. Entre esas condiciones cabe citar la vida sedentaria, la amplia disponibilidad de alimentos ricos en energía, baratos y de muy buen sabor, y un riesgo bajo de enfermedades infecciosas debilitantes. Esas condiciones han causado un notable aumento de la prevalencia de obesidad en varios países, incluso en los Estados Unidos de América (*2*) y el Brasil (*3*).

Además de ser un trastorno cuya prevalencia es cada vez mayor, la obesidad constituye un problema de salud pública debido a los costos que entraña la atención de la salud. Se ha calculado que en los Estados Unidos, es la causa de hasta 8% del costo total de la atención de salud (*4*). Asimismo, es un problema de salud pública porque representa un factor de riesgo etiológico de varias otras afecciones crónicas debilitantes que también son de gran importancia para la salud pública, tales como la diabetes mellitus, la cardiopatía coronaria, la osteoartritis y algunos tipos de cáncer (*5*).

El acopio, análisis e interpretación de los datos relacionados con la obesidad en forma sistemática y continua para su empleo en la planificación, ejecución y evaluación de los programas y políticas de salud pública, son tareas indispensables para establecer un enfoque racional de la salud pública orientado a la prevención y el control de la obesidad. Este proceso de emplear datos objetivos como base para la adopción de decisiones se define como vigilancia de la salud pública (*6*). A pesar de haberse apartado desde hace tiempo de la vigilancia de las personas que padecen alguna enfermedad para concentrarse en la vigilancia de los datos sobre la enfermedad, la vigilancia de la salud pública sigue enfocándose sobre todo en las enfermedades infecciosas. La vigilancia de los trastornos crónicos de la salud, tales como la obesidad, está mucho menos desarrollada dentro del campo de la salud pública. Eso se debe a que los cambios

---

[1] Centros para el Control y la Prevención de Enfermedades (K-10), Atlanta, Georgia, Estados Unidos de América.

[2] En todo este artículo se emplea el término "obesidad" en lugar de "peso excesivo", aun al referirse a estudios en los que se han determinado solamente la estatura y el peso.

en la manifestación de los trastornos crónicos son mucho más lentos que los observados en el caso de las enfermedades infecciosas, el efecto de los trastornos crónicos en la morbilidad y la mortalidad se produce durante un período mucho más largo, y los métodos de prevención y control de esos trastornos suelen considerarse menos eficaces y más complicados en su aspecto logístico que los métodos de control de las enfermedades infecciosas. No obstante, sin un enfoque organizado y sistemático de vigilancia de la obesidad no se puede responder a tales preguntas críticas como ¿cuál es la proporción de la población obesa en la actualidad?; ¿hay algún cambio de esa proporción?; de ser así, ¿por qué?; y, ¿en qué grupos de población ha cambiado más la proporción de personas obesas?

Este artículo explica las mediciones básicas de la presencia de una enfermedad que son indispensables para la vigilancia de la obesidad en el sector de la salud pública.

MEDICIONES EPIDEMIOLÓGICAS PARA ESTUDIAR LA PRESENCIA DE UNA ENFERMEDAD

En epidemiología se emplean tres medidas básicas para estudiar la presencia de una enfermedad (7):

Prevalencia

La prevalencia es la proporción de una población que padece un trastorno en un momento dado. Su valor puede variar de 0 a 1 (0% a 100%), no se expresa en unidades y puede calcularse a partir de datos de estudios transversales. Los términos "prevalencia puntual" y "tasa de prevalencia" son sinónimos de prevalencia.

Incidencia acumulada

La incidencia acumulada es la proporción de una población que se enferma en un período determinado. Su valor puede variar de 0 a 1 (0% a 100%), no se expresa en unidades y puede calcularse solamente a partir de datos de estudios longitudinales. El término "riesgo" es sinónimo de incidencia acumulada.

Densidad de incidencia

La densidad de incidencia es la tasa de la presencia de una enfermedad en un período de tiempo definido. Su valor puede variar de 0 a 4, se expresa en unidades de tiempo menos uno y puede calcularse solamente a partir de datos de estudios longitudinales. Los términos "tasa de incidencia", "tasa de riesgo puntual" y "fuerza de la morbilidad" son sinónimos de densidad de incidencia.

Al estudiar la presencia de las enfermedades y afecciones que ocurren durante períodos prolongados, tales como la obesidad, los epidemiólogos suelen estimar que la densidad de incidencia es la mejor medida de la presencia de una enfermedad porque toma en cuenta no solamente el número de individuos de la población en los que se manifiesta el trastorno, sino también los períodos de tiempo durante los cuales los individuos están afectados por el trastorno durante el período de observación (tiempo de seguimiento).

COMPARACIÓN DE LAS DOS MEDIDAS DE INCIDENCIA

La prevalencia es una medida muy limitada de la presencia de una enfermedad porque no permite diferenciar entre la aparición de una afección y la supervivencia con ésta. Lo que es menos obvio es por qué la incidencia acumulada es inferior a la densidad de incidencia como medida de la presencia de una enfermedad. Por ejemplo, considérense dos poblaciones hipotéticas de cuatro personas cada una, sujetas a seguimiento prospectivo desde el nacimiento hasta que cada una se vuelve obesa. En la población 1, las cuatro personas estudiadas se volvieron obesas a los 40, 43, 45 y 45 años de edad. En la población 2, a los 3, 7, 30 y 33 años de edad. En el momento en que la persona se vuelve obesa, se registra su edad para poder computar el período de seguimiento. Si ignoramos la información sobre el período de seguimiento, podemos computar la incidencia acumulada de obesidad (llamada "el riesgo" de aquí en adelante) en cada población. En este ejemplo, a la larga, todas las personas se vuelven obesas; por lo tanto, el riesgo de obesidad de ambas poblaciones es idéntico: 1 ó 100%. Sin embargo, eso es engañoso porque la población 2 se volvió obesa mucho más rápido (es decir, a una edad menor) que la población 1. Si tenemos en cuenta el período de seguimiento de cada persona, podemos computar la densidad de incidencia de la obesidad (llamada "tasa" de aquí en adelante) de cada población. Eso se hace dividiendo el número de personas que se volvieron obesas por la suma de los períodos de observación de todos los integrantes de la población. En la población 1, la tasa de incidencia de obesidad es 4 ÷ (40 + 43 + 45 + 45 años) = 4/173 años = 0,023 años^{-1}. De la misma manera, la tasa de incidencia de obesidad de la población 2 se calculó en 0,055 años^{-1}. Esos resultados indican que la tasa de incidencia de obesidad en la población 2 equivale a más del doble de la registrada en la población 1.

Puesto que las unidades de la tasa guardan una correlación inversa con el tiempo (años^{-1} o "por año"), su interpretación quizá no sea completamente clara. Sin embargo, se puede pensar en la tasa de incidencia de obesidad como una correlación inversa con el "tiempo de espera" promedio hasta que la persona se vuelve obesa (8). Por ejemplo, si tomamos la correlación inversa de las dos tasas de la Figura 1, vemos que el tiempo de espera promedio en la población 1 hasta el comienzo de la obesidad fue de 43,3 años, en comparación con solo 18,3 años en la población 2.

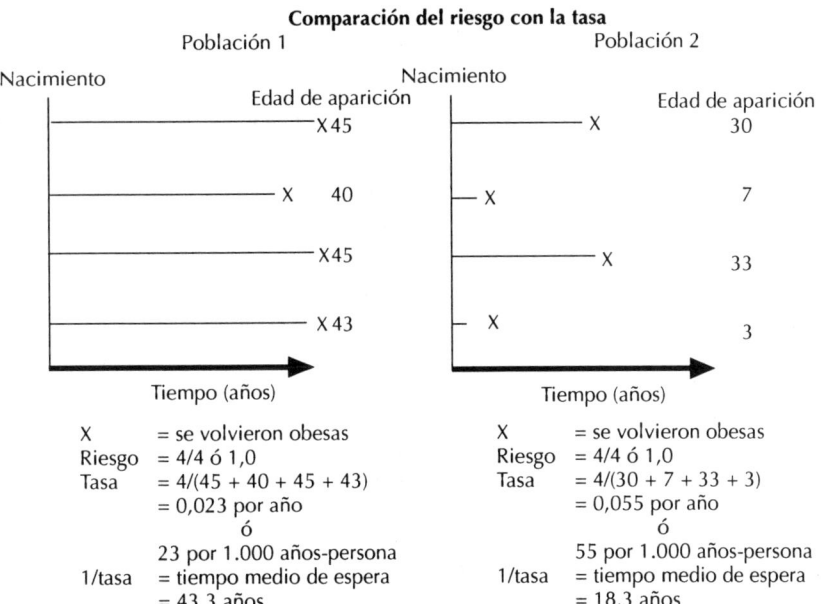

FIGURA 1. Comparación hipotética de dos poblaciones con el mismo riesgo de obesidad pero con distintas tasas.

LA RELACIÓN DE LA PREVALENCIA CON LA TASA DE INCIDENCIA

La prevalencia tiene una relación matemática formal con la tasa de incidencia. Considérese una población total de personas obesas y no obesas de un tamaño N, dentro de la cual hay dos "agrupaciones de prevalencia" de personas obesas y no obesas de un tamaño P y N – P, respectivamente (Figura 2) (7). En esa población hay una tasa básica de incidencia de obesidad (I). Durante cualquier intervalo de tiempo (Δt), el número de personas no obesas que entran a la agrupación de prevalencia de obesidad (corriente de entrada) es igual a I × Δt × (N – P). Al mismo tiempo, la corriente de salida de la agrupación de prevalencia de obesidad es igual a I' × Δt × P, donde I' es la tasa de incidencia de ausencia de obesidad (es decir, la tasa en la cual las personas obesas abandonan la agrupación de prevalencia de obesidad porque adelgazan o mueren). Como se indicó antes, la correlación inversa de una tasa de incidencia es equivalente al tiempo de espera medio hasta que se manifieste una enfermedad o afección. En el caso de I' (la tasa de volverse no obeso), la correlación inversa (1 ÷ I') es la duración media de la obesidad (D). Por lo tanto I'= 1 ÷ D.

La prevalencia, la tasa de incidencia y la duración tienen una relación exacta cuando las corrientes de entrada y salida de la agrupación de prevalencia de obesidad son iguales. Para equiparar esas corrientes de entrada y salida de la agrupación de prevalencia de obesidad, debemos suponer que durante el período de observación el tamaño de la población se mantiene estable (es decir, el total de nacimientos y de inmigrantes es igual al total de defunciones y de emigrantes) y que tanto la tasa de prevalencia como la de incidencia se mantienen constantes. (Esas suposiciones pueden ser bastante razonables con respecto a las poblaciones que son observadas solamente por pocos años) (7, 8).

Corriente de entrada = Corriente de salida
ó
$$I \times \Delta t \times (N - P) = (1/D) \times \Delta t \times P$$
$$I \times D = P/(N - P)$$

Si dividimos el lado derecho de la ecuación por N (población total), convertimos el número absoluto de personas obesas en la proporción de la población que es obesa (P*); es decir, la prevalencia de obesidad. La ecuación es la siguiente:

FIGURA 2. Interrelación entre las agrupaciones de prevalencia de personas obesas y no obesas.

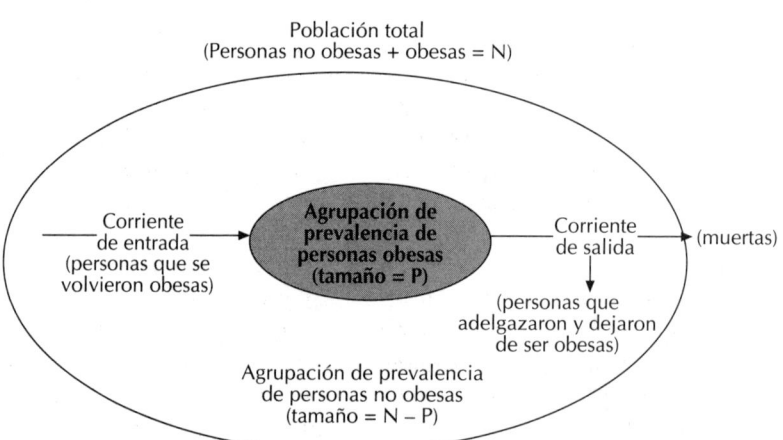

$$I \times D = (P/N)/((N/N) - (P/N))$$
$$I \times D = P^*/(1 - P^*)$$
$$P^* = (I \times D)/(1 + I \times D)$$

Por lo tanto, la prevalencia de un trastorno está directamente relacionada con su tasa de incidencia y la duración media del trastorno. Si se conocen dos de los componentes de la ecuación de prevalencia se podrá calcular el tercero.

CÁLCULO DE LA TASA DE INCIDENCIA Y LA DURACIÓN MEDIA DE LA OBESIDAD

Lamentablemente, en la práctica no es posible calcular directamente la tasa de incidencia de obesidad de una muestra longitudinal de la población en general. Eso se debe a que el peso de cada persona se debe registrar con suficiente frecuencia para saber con exactitud el momento inicial de la aparición de la obesidad. Además, es posible que al estar inscritos en un estudio en el que se vigila estrictamente el peso, los participantes logren controlar mejor su peso que los integrantes de la población en general; esto podría llevar a una subestimación sumamente sesgada de la verdadera tasa de incidencia de la obesidad. Por razones análogas, es poco probable que la duración media de la obesidad de una población se pueda calcular directamente y con precisión en un estudio longitudinal.

Al parecer, no se han publicado cálculos de la duración media de la obesidad y hay un solo cálculo publicado sobre la tasa de incidencia de la obesidad (9). Ese cálculo se hizo en una cohorte de personas con diabetes mellitus insulinodependiente inscritas en un ensayo aleatorio controlado de 10 años para prevenir las complicaciones microvasculares de la diabetes (10). A partir de los pesajes trimestrales a lo largo del ensayo, los autores calcularon que la tasa de incidencia de sobrepeso (hombres: >27,8 kg/m^2; mujeres: >27,3 kg/m^2) era de 5,0 por 100 años-persona en el grupo testigo y de 8,7 por 100 años-persona en el grupo de tratamiento.

Sin embargo, tal vez sea posible calcular la duración media de la obesidad a partir de datos de estudios transversales. Se ha demostrado con valores matemáticos que la duración media de una enfermedad en los casos de incidencia puede calcularse a partir de "la duración hasta la fecha" notificada en una muestra representativa de los casos de prevalencia (8, 9). En el caso de muchas enfermedades de presentación aguda, tales como la varicela o la influenza, los pacientes pueden indicar con bastante precisión cuál fue la fecha de aparición. No obstante, cuando se trata de un trastorno de aparición lenta como la obesidad, quizá sea más difícil para las personas obesas recordar cuándo comenzaron a ser obesos. Aunque se ha demostrado en varios estudios que el recuerdo del peso anterior generalmente es bastante preciso (11–15), no se ha dedicado ningún esfuerzo a crear métodos de rememoración para calcular la duración de la obesidad hasta la fecha.

CÁLCULO DE LA INCIDENCIA ACUMULADA DE OBESIDAD

La incidencia acumulada o el riesgo de obesidad se puede calcular directamente a partir de estudios longitudinales de la población en general. Para calcular el riesgo de obesidad, se pesa a una cohorte de personas no obesas al comienzo del período de observación (período de riesgo) y se las vuelve a pesar después de un período fijo de tiempo. El riesgo se calcula dividiendo el número de personas obesas al final del período de riesgo por el número total de integrantes de la cohorte. Hace poco se modificaron algunos de los escasos cálculos publicados sobre la incidencia acumulada de la obesidad (16–18).

A menudo es difícil comparar los cálculos de incidencia acumulada de obesidad de diversos estudios debido a las diferencias en la definición de obesidad y la duración de los períodos de riesgo. Los estudios con períodos de riesgo más prolongados pueden registrar un mayor riesgo de obesidad porque los participantes tienen más tiempo para engordar y superar el límite, pasando así a clasificarse como obesos. Las diferencias del peso corporal inicial de los integrantes de la cohorte también pueden confundir la comparación de los riesgos entre los distintos estudios porque las personas que son más pesadas al comienzo del período de riesgo estarán más cerca del límite definido para la obesidad que otras personas más delgadas (ese sería también el caso al comparar las tasas de incidencia de obesidad). Por ejemplo, es posible que las diferencias de peso corporal inicial ofrezcan una explicación parcial de la razón por la cual los habitantes de Samoa tienen constantemente un mayor riesgo de obesidad que los estadounidenses, aunque el período de riesgo del estudio de Samoa (17) sea solo la mitad del período estudiado en los Estados Unidos de América (18).

Lamentablemente, la incidencia acumulada no se puede usar en reemplazo de la densidad de incidencia en la ecuación de prevalencia, porque la incidencia acumulada no se mide en unidades de tiempo. Sin embargo, si en los estudios demográficos representativos se calculara la incidencia acumulada de obesidad en distintos períodos, se podría comenzar por lo menos a determinar si la incidencia de la obesidad registra algún cambio.

TENDENCIAS SECULARES DE LA PREVALENCIA DE OBESIDAD

En el campo de la vigilancia de la salud pública, una tendencia secular es una tendencia cronológica de la prevalencia de obesidad que *no se debe* a cambios de la estructura demográfica (es decir, cambios en la edad o el sexo de la población). Una tendencia secular se puede calcular con una comparación de la prevalencia de una afección ajustada según la edad a partir de dos o más encuestas transversales de la población realizadas en períodos diferentes. Kuczmarski y sus colegas documentaron hace poco un marcado aumento secular de la prevalencia de obesidad en adultos estadounidenses de 20 a 75 años de edad entre 1976–1980 y 1988–1991 (2). Definieron la obesidad como un índice de masa corporal (kg/m^2) de $\geq 27,8$ para los hombres y de $\geq 27,3$ para las mujeres y hallaron que la prevalencia había aumentado casi ocho puntos porcentuales —de 25,4% en 1976 a 33,3% en 1991—, lo que representa un aumento relativo de 31%. Esta marcada tendencia secular pareció ser bastante uniforme en los distintos grupos clasificados por edad, sexo y origen étnico racial.

Como se demostró antes, solamente dos factores permiten explicar este aumento de la prevalencia de obesidad. O bien los estadounidenses se están volviendo obesos a un ritmo más acelerado (mayor tasa de incidencia) porque consumen más calorías y hacen menos ejercicio o ambos, o se mantienen obesos durante un período mucho mayor (aumento de la duración) porque tienen menos probabilidades de perder peso o viven más tiempo o ambos. Por supuesto, también es posible que hayan aumentado tanto la tasa de incidencia como la duración media de la obesidad en los Estados Unidos. Aunque la información sobre las tendencias seculares de la prevalencia de obesidad se puede usar para determinar si la obesidad es más o menos común, resulta difícil determinar exactamente por qué está cambiando la prevalencia de la obesidad sin datos sobre los cambios de la tasa de incidencia y en la duración. En la actualidad, no hay datos disponibles sobre los cambios de la tasa de incidencia ni sobre la duración media de la obesidad en los Estados Unidos. Sin embargo, en el caso de ese país, es dudoso que la mayor longevidad de las personas obesas explique la tendencia secular porque se observó un notable aumento de la prevalencia de obesidad en adultos de 20 a 29 años y de 65 a 74 años de edad (2).

Se debe tener mucho cuidado al interpretar los datos de las tendencias seculares, especialmente cuando se calculan en pequeños subgrupos de la población de un país. Por ejemplo, si se vigila la tendencia secular de la obesidad en una zona urbana, la influencia de migrantes más delgados provenientes de las zonas rurales puede causar una disminución espuria de la prevalencia de la obesidad. Ese marco hipotético se documentó hace poco en un estudio de las tendencias seculares de la obesidad entre los hombres daneses (19).

CONCLUSIÓN

La vigilancia de la salud pública es parte integral de cualquier programa de salud pública para el control de una enfermedad o trastorno de la salud. En el caso de los programas de control de la obesidad, las metas de la vigilancia deben incluir el cálculo preciso y oportuno de la prevalencia de obesidad en los subgrupos pertinentes de la población clasificados por edad, sexo, origen étnico, clase social y región geográfica. Además, los cálculos de los cambios de la prevalencia a lo largo del tiempo, o las tendencias seculares, revisten importancia crítica para determinar si la obesidad se está tornando más o menos común. Sin embargo, los datos de prevalencia en sí mismos no proporcionarán información sobre la razón del cambio de la prevalencia de obesidad. Para eso se necesita conocer la tasa de presencia y la duración de la obesidad en la población. Aunque no es posible hacer cálculos directos de la tasa de incidencia y duración de la obesidad en la población en conjunto, se puede calcular en forma empírica la incidencia acumulada o el riesgo de obesidad con enfoque longitudinal de cohortes. Es posible usar la información de varios estudios separados de cohortes realizados en diferentes épocas para determinar si la incidencia de la obesidad registra algún cambio.

REFERENCIAS

1. Bray G. Obesity: historical development of scientific and cultural ideas. *Int J Obes* 1990;14:909–926.
2. Kuczmarski RJ, Flegl KM, Campbell SM, Johnson CL. Increasing prevalence of overweight among US adults. The National Health and Nutrition Examination Surveys, 1960 to 1991. *JAMA* 1994;272:205–211.
3. Sichieri R, Coitinho DC, Leão MM, Recine E, Everhart JE. High temporal, geographic and income variation in body mass index among adults in Brazil. *Am J Public Health* 1994;84:793–798.
4. Colditz GA. Economic costs of obesity. *Am J Clin Nutr* 1992;55:503S–507S.
5. Bjorntorp P, Brodoff BN, eds. *Obesity*. New York: J.B. Lippincott; 1992.
6. Thacker SB. Historical development. En: Teutsch SM, Churchill RE, eds. *Principles and practice of public health surveillance*. New York: Oxford University Press; 1994:3.
7. Rothman KJ. *Modern epidemiology*. Boston: Little, Brown and Co.; 1986:26–34.
8. Kleinbaum DG, Kuppr LL, Morgenstern H. *Epidemiologic research*. New York: Van Norstrand Reinhold; 1982:120–122.
9. Freeman J, Hutchison GB. Prevalence, incidence and duration. *Am J Epidemiol* 1980;112:707–723.
10. The Diabetes Control and Complications Trial Research Group. Adverse events and their association with treatment regimens in the diabetes control and complications trial. *Diabetes Care* 1995;18:1415–1427.
11. Casey VA, Dweyer JT, Berkey CS, Coleman KA, Gardner J, Valadian I. Long-term memory of body weight and past weight satisfaction: a longitudinal follow-up study. *Am J Clin Nutr* 1991;53:1493–1498.
12. Stevens J, Keil JE, Waid LR, Gazes PC. Accuracy of current, 4-year, and 28-year self-reported body weight in an elderly population. *Am J Epidemiol* 1990;132:1156–1163.
13. Must A, Willet WC, Dietz WH. Remote recall of childhood height, weight, and body build by elderly subjects. *Am J Epidemiol* 1993;138:56–64.
14. Rhoads GG, Kagan A. The relation of coronary disease, stroke, and mortality to weight in youth and middle age. *Lancet* 1983;1:492–495.
15. Perry GS, Byers TE, Mokdad AH, Serdula MK, Williamson DF. The validity of self-reports of past body weights by US adults. *Epidemiology* 1995;6:61–66.
16. Rookus MA, Burema J, Van't Hof MA, Deurenberg P, Hautvast JGAJ. The development of the body mass index in young adults, II: Interrelationships of level, change and fluctuation, a four-year longitudinal study. *Hum Biol* 1987;59:617–630.
17. McGarvey ST. Obesity in Samoans and a perspective on its etiology in Polynesians. *Am J Clin Nutr* 1991;53:1586S–1594S.
18. Williamson DF, Kahn HS, Remington PL, Anda RF. The 10-year incidence of overweight and major weight gain in US adults. *Arch Intern Med* 1990;150:665–672.
19. Price RA, Ness R, Sorensen TIA. Changes in commingled body mass index distributions associated with secular trends in overweight among Danish young men. *Am J Epidemiol* 1991;133:501–10.

INDICADORES ANTROPOMÉTRICOS DE LA OBESIDAD: ASPECTOS EPIDEMIOLÓGICOS Y DE SALUD PÚBLICA PARA SU ESTABLECIMIENTO Y EMPLEO

John H. Himes[1]

Omran fue el primer investigador en describir la transición epidemiológica por la que las pandemias y las enfermedades infecciosas pierden su predominio como fuentes principales de morbilidad y mortalidad, y las enfermedades degenerativas y crónicas se convierten en las principales causas (1). En esa formulación, ese autor vinculó los cambios fundamentales de los patrones históricos de mortalidad y fecundidad con determinantes relacionados con factores ambientales, socioeconómicos, políticos, culturales, médicos y de salud pública. Omran empleó la esperanza de vida al nacer como el principal indicador de la etapa de transición epidemiológica. Según ese criterio, los datos obtenidos recientemente por la Organización Panamericana de la Salud (OPS) indican que la esperanza de vida al nacer en todos los países de las Américas excede actualmente los 50 años (2), el nivel que Omran distingue como la "edad de las enfermedades degenerativas y las causadas por el hombre".

Sin embargo, en los países en desarrollo de las Américas, las medidas socioeconómicas y políticas para mejorar la situación de pobreza, la higiene general y la nutrición, por lo general no se han establecido con tanta rapidez como las medidas de atención médica y de salud pública para prolongar la vida. Por esa razón, la esperanza de vida al nacer en una etapa correlativa a la transición epidemiológica es probablemente mayor que la observada en los patrones históricos de los países industrializados de Europa. Una consecuencia de ese patrón en muchos países en desarrollo es el hecho de que las enfermedades infecciosas y las carencias nutricionales que acompañan a la pobreza pueden coexistir con enfermedades crónicas cada vez más prevalentes que caracterizan a la población de edad avanzada. Los datos presentados en la reunión sobre la obesidad y la pobreza celebrada en La Habana, Cuba, en mayo de 1995, dejan en claro que la obesidad y otras enfermedades crónicas son cada vez más prevalentes en los países en desarrollo de las Américas y que, en muchos casos, también persisten las enfermedades infecciosas y la desnutrición.

El establecimiento de indicadores antropométricos de obesidad apropiados exige que se responda a tres preguntas: 1) ¿cuál es el pro-

---

[1] Universidad de Minnesota, División de Epidemiología, Minneapolis, Estados Unidos de América.

pósito específico de identificar a las personas con exceso de peso u obesas?, 2) ¿cuál es el indicador antropométrico que sirve mejor a ese propósito?, y 3) ¿cuál es el mejor punto de corte del indicador?

PROPÓSITOS ESPECÍFICOS DE LA IDENTIFICACIÓN DE LAS PERSONAS CON EXCESO DE PESO U OBESAS

Los propósitos apropiados de los indicadores antropométricos de la obesidad deben guardar relación con las acciones a tomar, dirigidas a individuos o poblaciones, según los datos recolectados. Los propósitos y las acciones específicos para establecer indicadores antropométricos han sido elaborados en detalle en un informe de un Comité de Expertos de la Organización Mundial de la Salud (OMS) (3). Por ejemplo, los propósitos apropiados para la salud pública de los indicadores antropométricos de los individuos pueden incluir identificar a las personas para una evaluación médica más detallada o para referirlos a otros servicios; cuando los indicadores se refieren a las poblaciones, pueden incluir la evaluación de la prevalencia o la planificación de programas en el contexto de las actividades de vigilancia nutricional.

Los propósitos del establecimiento de indicadores deben ser lo suficientemente detallados como para incluir a los grupos específicos que se desea enfocar. Por ejemplo, el mejor indicador para los adolescentes quizá no sea el mejor indicador para las mujeres embarazadas, aunque se emplee con el mismo propósito. Asimismo, el propósito debe incluir el lugar previsto para tomar las mediciones, de manera que se pueda dar la debida consideración a las limitaciones y requisitos de personal, la capacitación y las instalaciones cuando se seleccionen los mejores indicadores.

Un aspecto decisivo de la definición del propósito de un indicador antropométrico de obesidad es la respuesta a la siguiente pregunta: ¿"Indicador de qué"? Los indicadores antropométricos comunes se presentan en el Recuadro 1 y representan diversas mediciones de la grasa corporal, la grasa subcutánea, la distribución de grasa y las estimaciones del total de la masa corporal.

Las mediciones de la gordura y la obesidad no son intercambiables; no solamente miden diferentes aspectos de la gordura, sino que no pueden identificar a las mismas personas dentro de una población. El Cuadro 1 presenta la concordancia ajustada según los efectos aleatorios (coeficientes) entre los indicadores antropométricos para los adultos clasificados como los más gordos de esa población (4). En general, las diferentes mediciones concuerdan pobremente en la identificación de las personas más gordas. La mediana de la concordancia ajustada según los efectos aleatorios es de 0,57 para los hombres y 0,64 para las mujeres, con valores simples mínimos tan bajos como 0,4. Por ejemplo, de las personas sometidas a prueba y clasificadas según el porcentaje de grasa corporal determinado con dosimetría hidrostática, sólo alrededor de la mitad son considerados los más gordos cuando se usa el espesor de los pliegues cutáneos del tríceps.

RECUADRO 1. Indicadores antropométricos comunes de obesidad y distribución de grasa.

- Peso
- Índices de peso: estatura
  - Índice de masa corporal (IMC)
  IMC = peso (kg)/estatura^2 (m)
  - Peso relativo
  100 × peso/peso objetivo
- Espesor de los pliegues cutáneos
  - Tríceps, subescapulares, otros
  - Suma de múltiples pliegues cutáneos
  - Relación de los pliegues cutáneos (subescapular:tríceps)
- Circunferencias del cuerpo
  - Brazo, cintura, caderas
  - Relación de las medidas de circunferencia (cintura:caderas)
- Ecuaciones de predicción del total de grasa corporal

CUADRO 1. Coeficiente de concordancia ajustado según los efectos aleatorios (kappa) en los quintiles superiores de las mediciones relacionadas con la obesidad (hombres, triángulo superior; mujeres, triángulo inferior).[a]

	Peso	Índice de masa corporal	Peso relativo[b]	Pliegue cutáneo del tríceps	Pliegue cutáneo subescapular	Suma de los pliegues cutáneos[c]	Grasa corporal[d] (%)
Peso	..[e]	0,72	0,79	0,43	0,50	0,53	0,55
Índice de masa corporal	0,64	..	0,86	0,42	0,46	0,50	0,55
Peso relativo[b]	0,71	0,92	..	0,46	0,46	0,60	0,57
Pliegue cutáneo del tríceps	0,47	0,57	0,57	..	0,58	0,64	0,51
Pliegue cutáneo subescapular	0,50	0,55	0,51	0,54	..	0,74	0,40
Suma de los pliegues cutáneos[c]	0,54	0,64	0,65	0,75	0,70	..	0,50
% grasa corporal[d]	0,49	0,58	0,56	0,54	0,55	0,70	..

[a] N = 225 hombres; 212 mujeres.
[b] En relación con los cuadros de la compañía Metropolitan Life Insurance.
[c] Suma de los pliegues cutáneos del tríceps, del bíceps, subescapulares y suprailíacos.
[d] Determinado por el peso tomado debajo del agua.
[e] No se aplica.
Fuente: Himes JH, et al. (4).

En la práctica, tenemos que decidir exactamente qué se supone que indican las mediciones antropométricas. El total de grasa corporal, los patrones específicos de distribución de la grasa, la morbilidad concurrente o subsiguiente y la mortalidad subsiguiente, pueden ser metas de los resultados de los indicadores. En la mayoría de las situaciones relacionadas con la salud pública, la gordura, la obesidad y la distribución de la grasa son motivo de preocupación solamente porque están relacionadas con la morbilidad y la mortalidad. Las principales causas de morbilidad relacionadas con el exceso de peso o la obesidad incluyen a las enfermedades cardiovasculares, la diabetes mellitus no insulinodependiente (DMNID), la enfermedad de la vesícula biliar, la osteoartritis y el cáncer de mama, del endometrio, de la próstata y del colon. Los patrones de aumento del riesgo relativo de mortalidad subsiguiente por aumento del sobrepeso, indicados por medidas como el índice de masa corporal (IMC), son impresionantes y se han publicado extensamente (3, 5).

SELECCIÓN DEL MEJOR INDICADOR

Los indicadores antropométricos deben evaluarse de una manera cuantitativa y práctica para determinar cuál es el mejor para el propósito expresado. En otros trabajos se han discutido ampliamente los métodos generales y los fundamentos para indicar explícitamente el mejor indicador empleando criterios cuantitativos (3, 6). Como ejemplo para discusión, emplearemos el monitoreo de adultos en las clínicas de salud pública para determinar el riesgo de alteración subsiguiente de la tolerancia a la glucosa y de la DMNID como propósito del indicador. En nuestro ejemplo, las personas con resultados positivos en el examen correspondiente serán remitidas a servicios para una evaluación médica más detallada y un diagnóstico.

Un método fundamental consiste en escoger el indicador que maximice tanto la sensibilidad (la proporción de quienes se enfermarán, que son correctamente identificados por el indicador) como la especificidad (la proporción de quienes no se enfermarán, que son correctamente identificados por el indicador) en relación con el resultado específico, es decir, el riesgo ulterior de DMNID (Figura 1). Ese método de selección permite obtener el indicador con la mejor eficiencia general, o la clasificación correcta de las personas en relación con el resultado. De ser posible, esos análisis se deben hacer empleando datos obtenidos en el lugar previsto, y con los métodos y el per-

FIGURA 1. Características de validez de un indicador hipotético de alteración de la tolerancia a la glucosa o de diabetes mellitus no insulinodependiente subsecuente.

Indicador antropométrico	Estado real Anormal	Estado real Normal	Total
Positivo (Anormal)	A 36	B 31	A + B 67
Negativo (Normal)	C 24	D 409	C + D 433
Totales	A + C 60	B + D 440	A + B + C + D 500

Prevalencia (%) = (A + C)/(A + B + C + D) × 100 = 600/500 × 100 = 12%
Sensibilidad (%) = A/(A + C) × 100 = 36/60 × 100 = 60%
Especificidad (%) = D/(B + D) × 100 = 409/440 × 100 = 93%
Valor positivo de predicción (%) = A/(A + B) × 100 = 36/67 × 100 = 54%
Eficiencia (%) = (A + D)/(A + B + C + D) × 100 = 445/500 × 100 = 89%

sonal correspondientes a los usos previstos, porque la fiabilidad y los sesgos de la medición afectarán la sensibilidad y especificidad de los indicadores observados.

La Figura 2 presenta las curvas operativas características del receptor de dos indicadores hipotéticos analizados en diferentes puntos de corte. Para este ejemplo, se prefiere el indicador correspondiente a los círculos oscuros por causa del patrón de mayores niveles de sensibilidad y especificidad en relación con el resultado escogido como objetivo.

A menudo, las consideraciones prácticas relacionadas con la ejecución de las evaluaciones antropométricas en establecimientos de salud pública son factores decisivos para seleccionar el indicador antropométrico más apropiado. La localización, las instalaciones físicas y el personal tienen importantes repercusiones en las necesidades de equipo, capacitación, control de la calidad y fiabilidad de las mediciones. La aceptabilidad cultural de las mediciones, la frecuencia de las visitas necesarias y el transporte o los requisitos de cui-

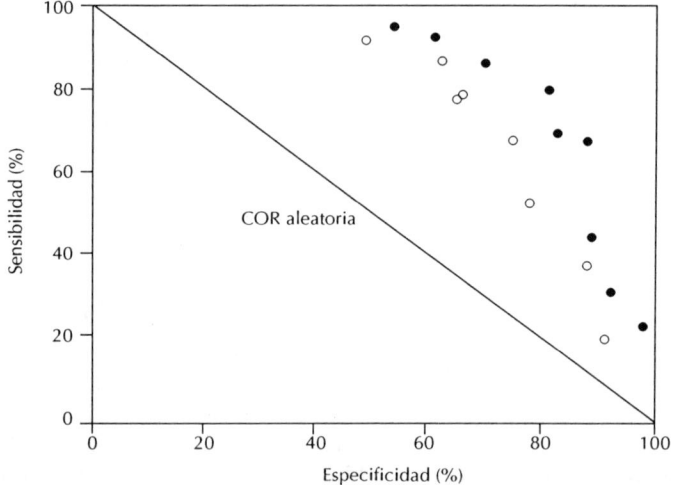

FIGURA 2. Curva operativa característica del receptor (COR) de dos indicadores hipotéticos evaluados en diferentes puntos de corte.

dado de los niños pueden imponer limitaciones sobre cuáles grupos objetivo o indicadores antropométricos se consideran más factibles.

SELECCIÓN DEL MEJOR PUNTO DE CORTE

Como se indica en la Figura 2, los diferentes puntos de corte del mismo indicador guardan relación con distintos grados de sensibilidad y especificidad. En teoría, se puede discutir la selección de un punto de corte con base en la máxima sensibilidad, la máxima especificidad o la máxima eficiencia de un indicador o un tamizaje, según el propósito (6). En la práctica, la escala de propósitos probables de los indicadores antropométricos del exceso de peso o la obesidad en los establecimientos de salud pública sugiere que, en la mayoría de los casos, los indicadores deben seleccionarse según su máxima especificidad (7).

Aunque la selección de un indicador basado más en la especificidad que en la sensibilidad pueda parecer contraria a lo esperado, las razones para ello se aprecian con más facilidad en términos del valor positivo de predicción (VPP) resultante, o sea la proporción de personas que realmente se enfermaron del conjunto de personas que el indicador considera que están expuestas al riesgo (Figura 1). Al seleccionar la especificidad máxima también se selecciona el VPP máximo (6). Cuanto mayor sea el VPP, mayor será la eficacia con que se gastarán recursos en las personas sometidas a examen con resultados positivos y menor será la proporción de recursos que se gastarán en quienes no los necesitan.

Cuando la sensibilidad y la especificidad son fijas, el VPP aumenta con la prevalencia del resultado escogido como objetivo (Figura 3). Con el empleo de niveles típicos de sensibilidad y especificidad de los indicadores antropométricos (0,6 y 0,9, respectivamente), el VPP no pasa de 50% hasta que la prevalencia sube hasta cerca de 15%. Como el VPP está tan íntimamente vinculado a la prevalencia, la selección de un indicador basado en un VPP alto evita situaciones en las que el examen antropométrico, aun con buenos indicadores, sería ineficaz en función del costo y, por lo demás, inapropiado. Es posible elevar los va-

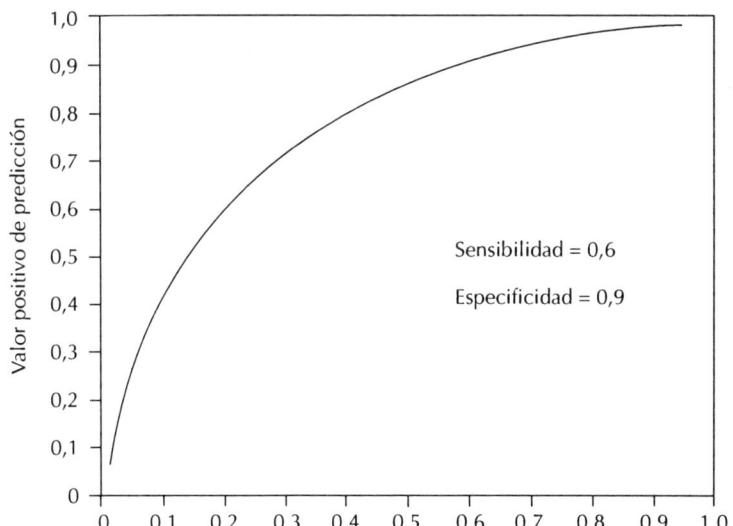

FIGURA 3. Valor positivo de predicción en función de la prevalencia de niveles fijos de sensibilidad y especificidad.

lores de especificidad y del VPP aumentando al extremo el punto de corte de los indicadores antropométricos. El punto de corte ideal debe hacer coincidir los resultados del examen antropométrico con los recursos disponibles en la comunidad (3).

Cuando el propósito del indicador antropométrico es calcular la prevalencia de un trastorno concurrente (por ejemplo, obesidad, DMNID), se puede usar cualquier indicador con sensibilidad y especificidad conocidas. La prevalencia del trastorno subyacente en la población puede entonces calcularse con fórmulas establecidas (8).

INDICADOR DE EXCESO DE PESO RECOMENDADO POR LA OMS

Un Comité de Expertos de la OMS recomendó hace poco que se empleara el IMC (kg/m^2) como indicador antropométrico de exceso de peso en adultos menores de 60 años de edad (3). Las razones principales para recomendar el IMC se enumeran en el Recuadro 2. Lamentablemente, los diferentes puntos de corte del IMC (25,0–29,99, exceso de peso de grado 1; 30,0–39,99, exceso de peso de grado 2, y ≥40,3, exceso de peso de grado 3) no se han evaluado sistemáticamente para propósitos distintos a la determinación de la mortalidad total subsiguiente.

El término "obesidad" no se consideró apropiado para este indicador basado en la estatura y el peso porque denota niveles altos de grasa corporal, en tanto que el IMC mide solamente la masa corporal y distingue los tejidos grasos de los magros.

CONCLUSIÓN

Los propósitos, los indicadores y los puntos de corte no se pueden extrapolar de un medio a otro porque son específicos de cada contexto.

RECUADRO 2. Razones a favor del empleo del índice de masa corporal como indicador de exceso de peso u obesidad.

- Las mediciones se recolectan con regularidad.
- Por lo general, la fiabilidad es buena.
- Es posible conseguir el equipo apropiado con facilidad.
- No se necesitan datos de referencia específicos de la población.
- Es válido en relación con las tasas de morbilidad y mortalidad.
- La Organización Mundial de la Salud proporciona las categorías estándares de notificación.
- Los cuadros y nomogramas para cálculos están disponibles.

REFERENCIAS

1. Omran AR. The epidemiologic transition: a theory of the epidemiology of population change. *The Milbank Mem Fund* 1971:49(4):509–538.
2. Organización Panamericana de la Salud. *Las condiciones de salud en las Américas.* Edición de 1994, Vol. I. Washington, DC: OPS; 1994. (Publicación Científica 549).
3. World Health Organization. *Physical status: the use and interpretation of anthropometry: report of a WHO expert committee.* Geneva: WHO; 1995. (Technical Report Series 854).
4. Himes JH, Bouchard C, Pheley AM. Lack of correspondence among measures identifying the obese. *Am J Prev Med* 1991;7(2):107–111.
5. Waaler HT. Height, weight and mortality: the Norwegian experience. *Acta Med Scand* 1984; 679(Suppl): 1056.
6. Kraemer HC. *Evaluating medical tests: objective and quantitative guidelines.* Newbury Park: Sage Publications; 1992.
7. Himes JH, Dietz WH. Guidelines for overweight in adolescent preventive services: recommendations from an expert committee. *Am J Clin Nutr* 1994;59: 307–316.
8. Rogan WJ, Gladen B. Estimating prevalence from the results of a screening test. *Am J Epidemiol* 1978;107(1): 71–76.

Factores en la vida intrauterina y la adolescencia ligados a la obesidad del adulto

DEFICIENCIA DEL CRECIMIENTO FETAL E INFANTIL, Y OBESIDAD Y ENFERMEDAD CRÓNICA EN LA EDAD ADULTA: IMPORTANCIA PARA AMÉRICA LATINA

Dirk G. Schroeder[1] *y Reynaldo Martorell*[1]

América Latina está en medio de lo que se ha llamado una "transición epidemiológica" (1). Los problemas de salud pública (tales como la desnutrición y las enfermedades infecciosas) característicos de los países pobres en desarrollo han sido reemplazados por otros (como la enfermedad cardiovascular y el cáncer) comúnmente observados en los países industrializados del mundo occidental. Los mecanismos básicos de la transición epidemiológica son complejos y relativamente ambiguos, pero pueden incluir los cambios extremos del modo de vida, la actividad física y el régimen de alimentación que acompañan a la urbanización y al desarrollo económico acelerado (2). Dentro de ese marco, la sustitución de los regímenes de alimentación tradicionales por otros con alto contenido de grasa y de alimentos elaborados se conoce con el nombre de transición "nutricional" (2–5).

Una característica sobresaliente de esas transiciones epidemiológica y nutricional es la existencia simultánea, dentro de un determinado país, de condiciones de salud y regímenes de alimentación típicos *tanto* de los países en desarrollo *como* de los países industrializados del mundo occidental. Cabe señalar que esas circunstancias opuestas no están aisladas unas de otras. Por ejemplo, las personas nacidas en un medio de pobreza rural suelen emigrar a las zonas urbanas al comienzo de la edad adulta y, por tanto, sufren de desnutrición y sobrepeso durante el curso de su vida. Se puede observar un fenómeno similar dentro de las familias (por lo general, de las zonas urbanas) en las que los niños malnutridos son criados por padres obesos. La coexistencia de condiciones nutricionales tan diversas dentro de una sola sociedad, restringe la capacidad de los gobiernos para establecer campos prioritarios y determinar la distribución óptima de los recursos.

Los intentos realizados para entender la etiología y las repercusiones de las transiciones epidemiológica y nutricional han llevado a un extenso debate de la llamada hipótesis de los "orígenes fetales" o de "programación". Esta hipótesis se basa en el principio de que las carencias nutricionales sufridas durante las etapas críticas del desarrollo fetal o en la primera infancia, seguidos de relativa prosperidad, aumentan el riesgo de enfermedad crónica en la edad adulta (6–8). El defensor más

[1] Universidad Emory, Departamento de Salud Internacional, Atlanta, Georgia, Estados Unidos de América.

ardiente de esta hipótesis es David J.P. Barker del Reino Unido de Gran Bretaña e Irlanda del Norte, a quien se atribuye la evolución de esa teoría a su forma actual y el fomento de un extenso debate al respecto (9); popularmente, la hipótesis de los orígenes fetales suele llamarse "hipótesis de Barker" (10).

A pesar de su larga historia, la hipótesis de los orígenes fetales sigue siendo un asunto polémico. Las pruebas que apoyan la hipótesis han sido muy criticadas por las deficiencias del diseño del estudio, el control indebido de las variables de confusión y los resultados contradictorios (11, 12). Sin embargo, si esa hipótesis fuera válida, pudiera ser una guía importante para explicar y prever los efectos a largo plazo de las transiciones epidemiológica y nutricional en América Latina y en otros lugares.

En el presente capítulo se resumen las pruebas de la hipótesis de los orígenes fetales y se discute su importancia para la obesidad en América Latina. También se examinan resultados tales como la hipertensión arterial y la diabetes no insulinodependiente porque, por lo general, se han estudiado con más detalle y suelen coexistir con la obesidad. Se resume la actual base teórica de la hipótesis de los orígenes fetales y se aplica el modelo a un análisis en el que se sometió a prueba dicha hipótesis en relación con la obesidad y la distribución de la grasa corporal en Guatemala. El capítulo termina señalando las características óptimas de futuros estudios de la hipótesis de los orígenes fetales.

PRUEBAS DE LA HIPÓTESIS DE LOS ORÍGENES FETALES

La idea de que las experiencias tempranas de la vida determinan el riesgo de mortalidad por enfermedad cardiovascular tuvo su origen en estudios ecológicos que hallaron, por ejemplo, una estrecha correlación entre las tasas regionales de cardiopatía arteriosclerótica y la mortalidad infantil en el pasado (8), o entre las tasas de defunción y la baja estatura en la edad adulta aparentemente como consecuencia de un ambiente peor al comienzo de la vida que en la edad adulta (13–16). Cabe señalar, que la relación ecológica entre la baja estatura en la edad adulta y los patrones de morbilidad y mortalidad persisten aunque se controlen las condiciones socioeconómicas y algunas variables de confusión tales como el tamaño del cuerpo del adulto (es decir, el índice de masa corporal y el peso) (17). Con todo, esos estudios ecológicos muestran solamente pruebas débiles de una relación causal (11).

Con un diseño de un estudio retrospectivo de cohortes, Barker y sus colegas rastrearon los registros de nacimiento de más de 15.000 hombres y mujeres nacidos en Hertfordshire, Reino Unido (18–20). En una amplia variedad de análisis en los que se empleó ese conjunto de datos, se encontró una relación entre las medidas del crecimiento del recién nacido y del lactante, y la enfermedad cardiovascular y mortalidad por esa causa en la edad adulta (21, 22). Por ejemplo, observaron una relación entre el aumento de la tasa de defunción por cardiopatía coronaria y el reducido peso al nacer de esa población (Figura 1). En los estudios del grupo de Barker y en otros se ha tratado de descubrir los mecanismos en que se basa esa asociación entre crecimiento temprano y mortalidad mediante un examen de la relación entre el crecimiento fetal y los facto-

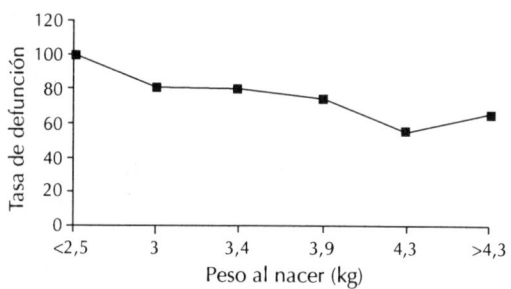

FIGURA 1. Tasas de defunción por cardiopatía coronaria en 15.726 hombres y mujeres, según el peso al nacer.

Fuente: Barker DJP, et al. (18).

res de riesgo de enfermedad cardiovascular, incluso la hipertensión, la diabetes no insulinodependiente, la dislipidemia, la obesidad y la gordura abdominal. También se ha examinado el "síndrome X", caracterizado por la coexistencia de esos factores de riesgo de enfermedad cardiovascular en la misma persona (23). Las secciones siguientes contienen un breve resumen de las pruebas de una relación causal entre los indicadores del crecimiento fetal deficiente y cada uno de esos resultados, por separado o como síndrome X.

Hipertensión, diabetes no insulinodependiente e hiperlipidemia

La hipertensión arterial es el resultado más estudiado dentro de la línea de investigación centrada en la hipótesis de los orígenes fetales (24–26). Law y Shiell encontraron 32 trabajos en los que se examinó la relación entre el peso al nacer y la hipertensión arterial en la edad adulta, en 17 de los cuales se controló el peso o el índice de masa corporal (IMC) en un examen de personas adultas (27). Existe una clara tendencia a un aumento de la tensión arterial cuando el peso al nacer es bajo, aun en los estudios en los que se hicieron los ajustes correspondientes a las condiciones socioeconómicas y al peso o al IMC en el momento del estudio. De hecho, el ajuste correspondiente al peso o al IMC en el momento de tomar la tensión arterial, en general, *aumentó* la fuerza de esa asociación, quizá porque el peso al nacer tuvo una correlación positiva con el peso en la edad adulta, o porque la tensión arterial se correlaciona con el peso y el IMC en el momento del estudio, o por ambas razones (9). La regulación del cortisol puede ser el posible mecanismo biológico en que se basa la relación de la hipertensión arterial con el retardo del crecimiento fetal, como se demuestra en varios estudios hechos con animales (28, 29).

La diabetes no insulinodependiente es un factor de riesgo de enfermedad cardiovascular bien conocido y es otro resultado ampliamente estudiado de la investigación centrada en la hipótesis de los orígenes fetales (30–35). Por ejemplo, con la misma cohorte empleada en Hertfordshire, Hales et al. observaron que el peso al nacer guarda una relación inversa con la deficiencia de la tolerancia a la glucosa o la diabetes (Cuadro 1) (33). En una reseña de esas publicaciones, McKeigue llegó a la conclusión de que hay pruebas fehacientes de la relación que existe entre el crecimiento fetal deficiente y la diabetes no insulinodependiente, aun después de hacer los ajustes correspondientes a posibles variables de confusión y al índice de masa corporal en la edad adulta (36). El mecanismo biológico propuesto como fundamento de la relación entre el crecimiento fetal deficiente y la diabetes mellitus no insulinodependiente es que la malnutrición intrauterina ocasiona deficiencias en la producción de células β (37) debido a una reducción de la concentración del factor de crecimiento similar a la insulina (IGF-1) en respuesta a la hipoglucemia fetal (Figura 2) (34, 35).

La hiperlipidemia es otro factor de riesgo bien conocido de enfermedad cardiovascular. Sin embargo, las pruebas de la existencia de una relación entre el crecimiento fetal deficiente y la hiperlipidemia no son tan firmes. En un estudio hecho por el grupo de Barker se descubrió que una circunferencia abdominal pequeña en el momento de nacer pronóstico concentraciones séricas elevadas de colesterol de lipoproteínas de baja densidad (38). Por otra parte, otro estudio de ese grupo (39) y uno hecho en Croacia (40) no hallaron relación alguna entre el peso al nacer y los niveles de lípidos en la sangre.

En resumen, parece haber pruebas fehacientes de que el crecimiento fetal deficiente produce hipertensión arterial y aumenta el riesgo de diabetes no insulinodependiente en la edad adulta y se ha indicado que esa relación se basa en mecanismos biológicos razonables. No obstante, el efecto del crecimiento fetal deficiente en la hiperlipidemia es más débil. En la próxima sección se examinan las pruebas de que los traumatismos fetales ocasionan más obesidad y tienen efectos perjudiciales en la distribución de la grasa corporal.

CUADRO 1. Prevalencia de diabetes no insulinodependiente y de deficiencia de la tolerancia a la glucosa en hombres de 59 a 70 años de edad.

Peso al nacer en libras (kg)	No. hombres	% con deficiencia de la tolerancia a la glucosa o con diabetes	Razón de posibilidades ajustada según el IMC[a] (IC[b] de 95%)
< 5,50 (2,49)	20	40	6,6 (1,5–28)
5,51– 6,50 (2,50–2,94)	47	34	4,8 (1,3–17)
6,51–7,50 (2,95–3,40)	104	31	4,6 (1,4–16)
7,51–8,50 (3,41–3,85)	117	22	2,6 (0,8–8,9)
8,51–9,50 (3,86–4,31)	54	13	1,4 (0,3–5,6)
> 9,50 (4,31)	28	14	1,0
Total	370	25	

[a] IMC = índice de masa corporal.
[b] IC = intervalo de confianza.
Fuente: Hales CN, et al. (*33*).

LA OBESIDAD Y LA DISTRIBUCIÓN DE GRASA CORPORAL

El peso excesivo, particularmente la gordura abdominal, es un factor de riesgo bien establecido de enfermedad cardiovascular, diabetes de comienzo en la edad adulta, accidentes cerebrovasculares y mortalidad (*41*).

Se ha indicado que la exposición a la hambruna en el período prenatal o al comienzo de la vida acarrea un mayor riesgo de gordura más tarde en el curso de la vida (*42*). Algunas de las evidencias epidemiológicas más interesantes de esa observación provienen de un estudio de varios hombres expuestos *in utero* a la hambruna ocurrida en Holanda entre 1944 y 1945 (*43*). Las raciones de alimentos se redujeron de 1.800 kcal/día a 600 kcal/día durante la hambruna provocada por el embargo de seis meses y aumentaron a 1.700 kcal/día después de que terminó el embargo. Los hombres expuestos a la hambruna durante los dos primeros trimestres de gestación mostraron tasas de obesidad significativamente mayores al ingresar al ejército a los 19 años de edad, mientras que los expuestos durante el último trimestre o los primeros meses de vida presentaron tasas de obesidad significativamente menores; no se hicieron estudios de las mujeres. Los estudios del grupo de Barker llevaron a determinar que, en Inglaterra, los hombres (*44*) y las mujeres (*39*) con bajo peso al nacer tenían una mayor proporción entre la cintura y las caderas (indicador de obesidad abdominal) que los de mayor peso al nacer. Sin embargo, un examen detallado de los resultados del estudio de 297 mujeres de 60 a 71 años indica que esa relación es poco clara, aunque se controle el IMC (Cuadro 2) (*39*).

Hay pruebas complementarias de que existe una relación entre la malnutrición al comienzo de la vida y el peso excesivo en la edad adulta. La evidencia proviene de estudios en los que se descubrió que los niños con retardo del crecimiento en ciertos países en desarrollo presentan mayores posibilidades de tener un peso relativamente alto para la talla (*45–47*). Con datos de China, el Brasil, Rusia y la

FIGURA 2. Diabetes no insulinodependiente: hipótesis del fenotipo adaptativo.

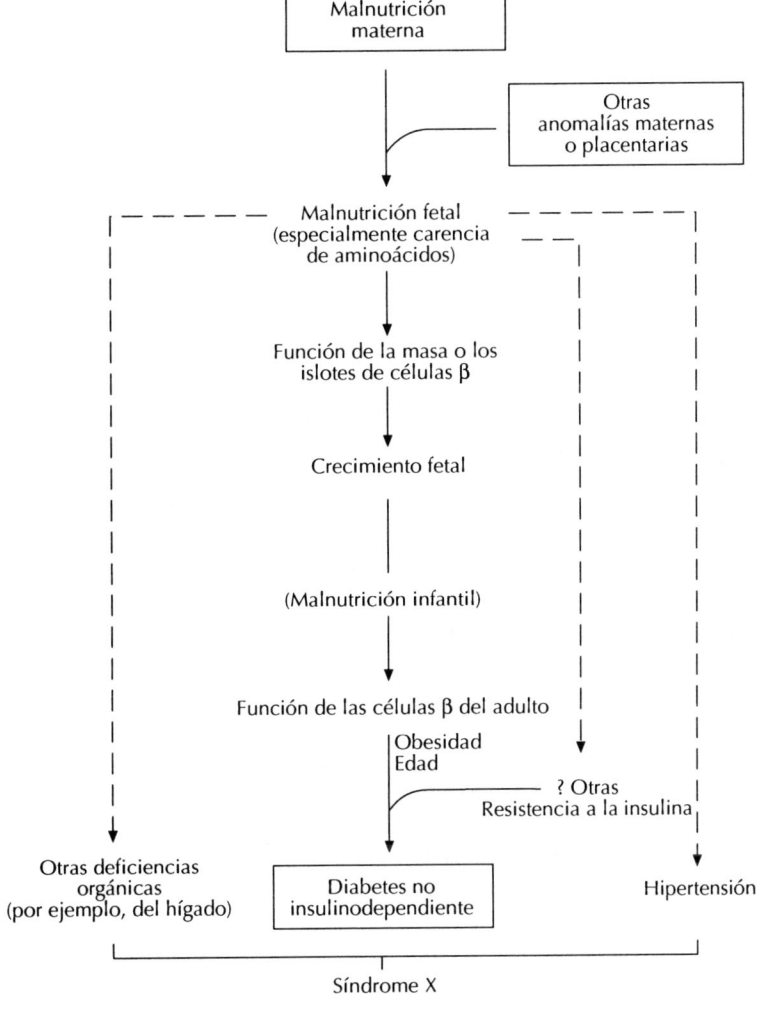

Representación gráfica de las principales características de la hipótesis del "fenotipo adaptativo" de la etiología de la diabetes no insulinodependiente (tipo II). También se esboza la indicación de que los orígenes de las características del síndrome X pueden estar estrechamente relacionados con deficiencias del crecimiento y desarrollo tempranos. En aras de la simplicidad y la claridad, no se presentan otras posibilidades, por ejemplo, (i) una reducción temprana de la producción de insulina podría tener consecuencias secundarias para el crecimiento y desarrollo de otros órganos afectados por el síndrome X; (ii) la malnutrición infantil puede desencadenar los procesos que contribuyen a los componentes del síndrome X.

Fuente: Hales CN, et al. (*34*).

CUADRO 2. Proporción media entre la cintura y las caderas, según el peso al nacer y el índice de masa corporal en la edad adulta.

Peso al nacer in libras (kg)	Índice de masa corporal en la edad adulta (kg/m²)			
	≤ 24,5	–28	> 28	Todos
≤ 7,0 (3,18)	0,78	0,81	0,83	0,80
7,1–8,0 (3,22–3,63)	0,78	0,79	0,83	0,80
> 8,0 (3,63)	0,76	0,79	0,82	0,80
Todos	0,78	0,80	0,83	0,80

Fuente: Fall CHD, et al. (*39*).

República de Sudáfrica, Popkin et al. hallaron una relación significativa entre el retraso del crecimiento y el peso excesivo, definida como un valor z de peso para la estatura caracterizado por dos desviaciones típicas por encima del valor de referencia establecido para los niños de 3 a 6 y de 7 a 9 años de edad por el Centro Nacional de Estadísticas de Salud de los Estados Unidos y la Organización Mundial de la Salud (*47*). Sin embargo, es importante señalar que el peso excesivo puede ser un indicador débil de gordura. En el Perú, Trowbridge et al. emplearon una dilución de isótopos estables de $H_2^{18}O$ para examinar la gordura y la distribución de grasa en 139 niños de edad preescolar con retardo del crecimiento pero gordos, y encontraron que el espesor de los pliegues de la piel y el área de la grasa eran menores, pero que la concentración total de agua corporal en esos niños era mayor que los valores de referencia. Por ende, los investigadores llegaron a la conclusión de que los valores altos de peso para la talla observados en esos niños de baja estatura no deben considerarse casos de obesidad, sino un indicio de más tejido magro o de más hidratación de ese tejido (*46*). Otra explicación posible es que los niños malnutridos pueden sufrir alteraciones en la proporción del cuerpo, con piernas cortas y un tronco relativamente largo, lo que da mayores valores de peso para la talla. Por consiguiente, los estudios de los niños con peso excesivo en los países en desarrollo deben incluir la medida de los pliegues de la piel de varios sitios. A pesar de esas salvedades, la constitución física gorda de un niño de baja estatura puede exponerlo al riesgo de obesidad en la edad adulta en las poblaciones en proceso de transición nutricional (*47*).

Los estudios hechos con animales han revelado que la relación entre la malnutrición intrauterina y la adiposidad ulterior se basa en posibles mecanismos biológicos (*48–51*). Por ejemplo, los efectos en las ratas suelen presentar diferencias por sexo que sugieren una posible interacción de las hormonas con la privación en las primeras etapas de crecimiento (*50*). Esos estudios también comprueban la importancia del momento en que se produce la malnutrición intrauterina. De conformidad con el estudio de la hambruna ocurrida en Holanda, las ratas macho cuya madre había sufrido restricciones alimentarias durante las dos primeras semanas de gestación (equivalentes a los dos primeros trimestres del embarazo humano) eran más obesas a las cinco semanas en comparación con los controles que no sufrieron ninguna restricción (*49*) y el aumento de grasa corporal fue consecuencia de la hiperfagia. Un mecanismo postulado para entender el efecto de la malnutrición temprana en la composición corporal de alto riesgo y la obesidad es que la malnutrición durante el período de desarrollo hipotalámico (a mediados del período de gestación del ser humano) tiene efectos desfavorables permanentes en los centros de regulación del apetito y del consumo de alimentos del hipotálamo (*22*).

Cabe señalar que en varios estudios epidemiológicos con sujetos humanos no se ha encontrado relación alguna entre la malnutrición a temprana edad y una mayor adiposidad. Un examen del peso al nacer y de sus resultados para la salud en la edad adulta hecho a 564 adultos jóvenes estadounidenses de origen mexicano y no hispanos blancos (edad promedio de unos 30 años) reveló que no había relación alguna del peso al nacer con la proporción entre la cintura y las caderas de los hombres y de las mujeres de esas etnias (*52*). En otro estudio, los análisis de 4.020 pares de gemelos del Registro de Gemelos de Minnesota descubrieron que el bajo peso al nacer guardaba relación con una estatura menor en la edad adulta pero no con un menor peso relativo (*53*). En estudios de seguimiento de recién nacidos con retardo del crecimiento intrauterino (RCI) se determinó que ese retardo se relacionaba con un índice ponderal menor a los 7 años de edad (*54*) y menor grosor de los pliegues de la piel subescapular a los 19 años de edad (*55*). Por otra parte, se ha observado que el índice de masa corporal en la edad adulta es similar en los niños con o sin RCI (*56*).

Una explicación de los resultados incompatibles puede surgir del extenso número de publicaciones que sugieren que el peso "deja huellas" desde el nacimiento hasta la edad adulta (*42*). En esos estudios, se observó que los bebés muy pesados tienen más posibilidades de ser adultos obesos. Popkin et al. indican que las hipótesis de los orígenes fetales y de la continuidad no son incompatibles. Más bien, podrían reflejar dos mecanismos separados, uno relacionado con la desnutrición durante el embarazo y el otro con la diabetes gravídica y una alimentación poco sana durante el embarazo (*47*). Las pruebas de esos mecanismos paralelos pueden observarse en estudios en los que se encuentra un mayor riesgo en los valores más altos del peso al nacer (Figura 1). Por lo tanto, se ha formulado la teoría de que existe una relación en forma de "J" invertida, en lugar de una relación lineal entre el crecimiento fetal y el riesgo de enfermedad cardiovascular en el futuro (*9*).

En resumen, aunque en la literatura sobre experimentos con animales se encuentra comúnmente una relación entre la malnutrición fetal y la adiposidad posterior, las pruebas epidemiológicas de esa relación en el ser humano son poco convincentes. En la próxima sección se examina una cuestión metodológica que puede haber contribuido a la incongruencia de esos resultados.

CUESTIONES METODOLÓGICAS Y TEÓRICAS

Indicadores de deficiencia del crecimiento fetal e infantil

Uno de los problemas observados al interpretar las publicaciones sobre la hipótesis de los orígenes fetales es el gran número de indicadores de deficiencia del crecimiento fetal que se han empleado y la dificultad para interpretar lo que reflejan esas medidas antropométricas en lo que respecta al medio de crecimiento del feto. Este campo se complica más porque, a pesar de que a veces se la llama hipótesis "de los orígenes fetales", también se ha propuesto y examinado en la hipótesis del efecto a largo plazo de la deficiencia del crecimiento *posnatal*. Cabe señalar que no se han definido claramente los mecanismos biológicos de la hipótesis de la deficiencia del crecimiento posnatal y los resultados cardiovasculares en el futuro. El Cuadro 3 es una muestra de los numerosos indicadores de malnutrición temprana y de las posibles variables de confusión en diferentes edades que se emplean para examinar esta hipótesis.

Aun el peso al nacer, que es el indicador de crecimiento prenatal empleado con más frecuencia, puede ser un indicador vago del crecimiento fetal. Por ejemplo, se cree que los recién nacidos con retardo del crecimiento intrauterino, pero con un índice ponderal apropiado (es decir, de estatura baja pero no delgados) han estado malnutridos durante el embarazo, pero que quienes sufren RCI y tienen un índice ponderal bajo (es decir, son delgados, pero no de baja estatura) se han desarrollado bien hasta el tercer trimestre. En el Recuadro 1 se presenta una descripción más detallada del RCI y de la proporcionalidad.

MARCO TEÓRICO DE BARKER

Parte de la dificultad para encontrar una explicación lógica en las publicaciones tan di-

CUADRO 3. Indicadores de malnutrición temprana (variables independientes) y posibles variables de confusión encontradas en las publicaciones en las que se examina la relación entre la malnutrición temprana y el riesgo de enfermedad cardiovascular en la edad adulta.

	Indicadores (variables independientes)	Posibles variables de confusión
Atención prenatal (mujer embarazada)	Peso, pliegue de la piel del tríceps, aumento de peso durante el embarazo, índice de masa corporal, estado de anemia, régimen de alimentación (especialmente consumo de proteína).	Edad, talla, paridad, embarazo, hipertensión arterial, condiciones socioeconómicas de la madre (CSE), antecedentes familiares de enfermedad cardiovascular.
Recién nacido	Peso al nacer, largo, perímetro cefálico, peso de la placenta, perímetro cefálico/largo, retardo del crecimiento intrauterino (edad gestacional apropiada e inapropiada), sexo, herencia.	Edad gestacional, *además de todas las enumeradas antes.*
Niño	Peso, aumento de peso, largo, velocidad del crecimiento.	CSE en la infancia, infección, régimen de alimentación, *además de todas las enumeradas antes.*
Adulto	Estatura (como indicador del crecimiento inicial).	CSE del adulto, potencial genético, régimen de alimentación, tabaquismo, región geográfica, metabolismo de los lípidos, "efecto de cohorte", *además de todas las enumeradas antes.*

versas sobre la hipótesis de los orígenes fetales ha sido la falta de acuerdo sobre la base teórica de las relaciones observadas. David Barker resumió hace poco su interpretación de las publicaciones sobre el tema en el marco teórico presentado en la Figura 3. Ese autor cree que los efectos de la desnutrición intrauterina en el crecimiento fetal y en los resultados ulteriores varían mucho según la etapa (es decir, el trimestre) de embarazo. Aunque no hay siquiera acuerdo sobre el momento en que la malnutrición intrauterina afecta los resultados al nacer que indica Barker (57) y, mucho menos, sobre los resultados a largo plazo en lo que se refiere al riesgo de enfermedad coronaria, el marco sirve de referencia básica para futuras investigaciones. En la sección siguiente se resumen los análisis en los que se probaron los orígenes fetales con datos recolectados en un estudio longitudinal a largo plazo realizado en Guatemala.

CRECIMIENTO DEL LACTANTE Y DEL NIÑO PEQUEÑO Y OBESIDAD Y DISTRIBUCIÓN DE LA GRASA EN ADULTOS GUATEMALTECOS

Hace poco analizamos la relación que existe entre el crecimiento del lactante y del niño pequeño, y la gordura y la distribución de la grasa en la población rural de Guatemala (58). Los datos de esos análisis provienen de un estudio longitudinal de niños dirigido por el Instituto de Nutrición de Centro América y Panamá y varias universidades colaboradoras de los Estados Unidos entre 1969 y 1977, y de estudios de seguimiento de esos niños realizados desde 1988 (59). Las mediciones de los adultos se tomaron una vez en 1988–1989 en hombres y mujeres, y una vez al año desde 1991 en mujeres solamente.

Se empleó una muestra de 372 mujeres y 161 hombres malnutridos y con retardo del

> **RECUADRO 1. Notas sobre el retardo del crecimiento intrauterino (RCI) y la proporcionalidad.**
>
> *RCI y prematuridad*
> Si bien alrededor de 55% de los recién nacidos con bajo peso en países desarrollados tales como los Estados Unidos de América son también prematuros (< 37 semanas de gestación), solo son prematuros cerca de 25% de los recién nacidos en países en desarrollo tales como Guatemala.[1] En un análisis de 36 estudios, la prevalencia de prematuridad en los países en desarrollo duplica la prevalencia registrada en las naciones más ricas (6,7% frente a 3,3% de los recién nacidos, respectivamente), pero de esas cifras, la prevalencia de lactantes pequeños para su edad es mucho mayor (17% frente a 2,6%, respectivamente).[1] La mayor prevalencia de niños nacidos a término pero pequeños para su edad gestacional explica la mayor prevalencia de bajo peso al nacer en los países en desarrollo.
>
> *RCI y proporcionalidad*
> El índice ponderal permite distinguir entre los casos de RCI con malnutrición fetal tardía (índice ponderal bajo [IPB]) y los casos con malnutrición fetal y crónica (índice ponderal apropiado [IPA]) (carecemos de mediciones ultrasonográficas del crecimiento *in utero* para proporcionar mediciones mejores). El aumento de peso es rápido en las últimas etapas del embarazo en relación con el aumento de la talla; los lactantes con RCI-IPB pueden representar a los que padecen desnutrición aguda hacia el final del embarazo. Los bebés con RCI-IPA, pequeños pero proporcionados, pueden representar a los que sufren desnutrición crónica durante todo el embarazo. El RCI-IPA es el tipo predominante en los países en desarrollo (67% a 69% de los casos de RCI) en tanto que el RCI-IPB es el tipo predominante en los países desarrollados (60%–80% de los casos de RCI) según Villar et al.[2]
>
> Kramer et al.[3] creen que la desproporcionalidad es una medida representativa de los casos graves de RCI y que el riesgo que acarrea es poco o nulo fuera del relacionado con el grado de RCI. Esta opinión se basa en estudios realizados en los países desarrollados y es posible que la conclusión difiera con respecto a los países en desarrollo, donde predomina un conjunto diferente de casos de RCI.[2]
>
> [1] Villar y Belizán, 1982.
> [2] Villar et al., 1986.
> [3] Kramer MS, et al. (*57*).

crecimiento a los 3 años de edad (media = 2,57 valores z de la talla para la edad) para probar la relación entre el crecimiento infantil temprano y la gordura en la edad adulta. En el seguimiento, las mujeres tenían entre 17 y 28 años de edad y eran de estatura baja (media 150,1 cm), pero no eran delgadas (porcentaje medio de grasa corporal = 26,2). Los hombres tenían entre 18 y 24 años de edad y eran delgados (porcentaje medio de grasa corporal = 12,8). Los índices de masa corporal de las mujeres y los hombres se aproximaban a los percentiles 50 y 15, respectivamente, en comparación con los valores de referencia (*60*). En las mujeres, la proporción entre la cintura y las caderas guardó una correlación significativa con el porcentaje de grasa corporal (coeficiente de correlación de Pearson = 0,80, $p < 0,0001$, IMC (0,5; $p < 0,0001$), paridad (0,41; $p < 0,0001$) y edad (0,2; $p < 0,0001$). En los hombres, la proporción entre la cintura y las caderas guardó una correlación significativa, aunque menos estrecha, con el porcentaje de grasa corporal (0,3; $p < 0,0001$) y el IMC (0,3; $p < 0,0001$) y una correlación inversa con el tabaquismo ($-0,15$; $p = 0,05$).

Se examinaron los indicadores de gordura según el tercil de los valores z de la talla infantil para la edad, dos de los cuales se presentan en la Figura 4. Las mujeres y los hombres con

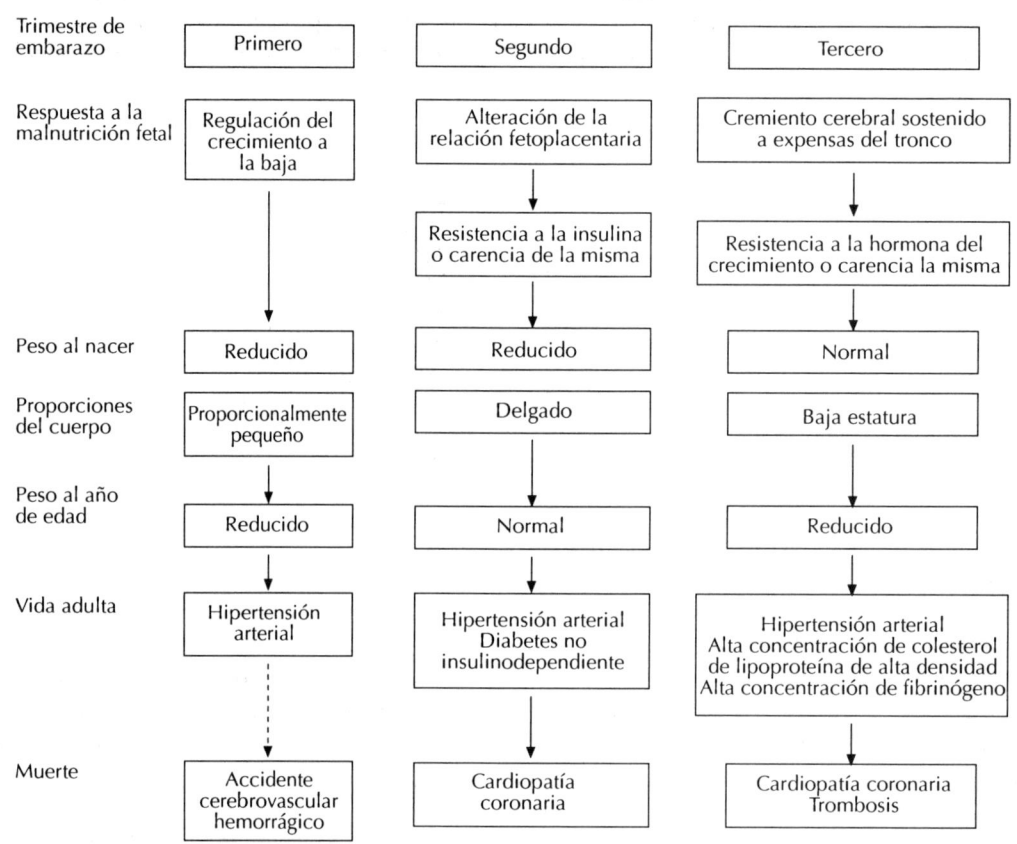

FIGURA 3. Marco ideológico de la hipótesis de los orígenes fetales que vincula la desnutrición fetal con anomalías posteriores en la vida.

Fuente: Barker DJP (22).

retardo grave del crecimiento en la infancia presentaron menor estatura, menos peso e índices más bajos de masa corporal en la edad adulta. En las mujeres, el porcentaje de grasa corporal tendió a ser más alto cuando habían sufrido retardo del crecimiento en la infancia, pero esa relación no fue estadísticamente significativa. La proporción entre la cintura y las caderas de las mujeres guardó una relación significativa ($p = 0,003$) con casos graves de retardo del crecimiento al controlar el IMC, pero esa relación se atenuó al controlar el porcentaje de grasa corporal ($p = 0,08$). En los varones, el retardo grave del crecimiento infantil guardó relación con un porcentaje más bajo de grasa corporal ($p = 0,01$). Sin embargo, la proporción entre la cintura y las caderas en los hombres mostró una relación positiva significativa con el retardo del crecimiento al controlar el IMC o el porcentaje de grasa corporal ($p <0,05$).

Se examinó la relación entre el peso al nacer y la gordura en la edad adulta y la importancia relativa del crecimiento intrauterino en comparación con el posnatal en términos de la talla en 137 mujeres con datos completos al nacer, en la infancia y en la edad adulta. El Cuadro 4 presenta los resultados de una serie de modelos de regresión múltiple en los que cada variable antropométrica de interés se registró por separado junto con las posibles va-

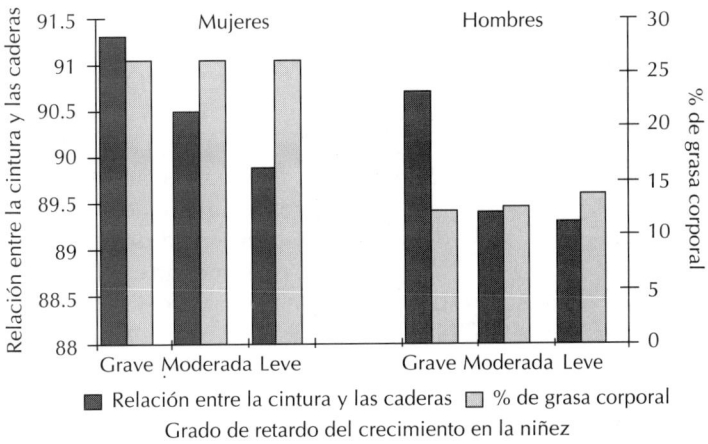

FIGURA 4. Proporción entre la cintura y las caderas y porcentaje de grasa corporal de un grupo de adultos guatemaltecos, según el grado de retardo del crecimiento en la niñez, con el ajuste correspondiente a la edad adulta, las condiciones socioeconómicas, el poblado de residencia, la paridad (mujeres), el consumo de alcohol (hombres), el tabaquismo (hombres) y el índice de masa corporal.

Fuente: Schroeder DG, et al. (*58*).

riables de confusión. Tanto el peso al nacer como el índice ponderal a los 15 días de edad guardaron una relación significativa con el porcentaje de grasa corporal en la edad adulta. Al controlar el porcentaje de grasa corporal de la persona adulta, el peso al nacer mostró una relación inversa significativa con la proporción entre la cintura y las caderas. Los análisis complementarios en los que se realizó un registro simultáneo del peso al nacer y de los indicadores antropométricos en el período perinatal y durante la infancia, sugirieron que la insuficiencia ponderal al nacer fue el mejor factor de predicción del aumento de la gordura abdominal en el adulto (no se presentan los resultados).

CUADRO 4. Análisis de regresión del porcentaje de grasa corporal de la mujer adulta y mediciones de la proporción entre la cintura y las caderas del recién nacido y del niño pequeño.

Variables independientes	Media (DE[c])	Porcentaje de grasa corporal[a]		Cintura:caderas[b]	
		Pendiente	*p*[d]	Pendiente	*p*[d]
Peso al nacer (kg)	3,017 (0,41)	1,27	0,03	−1,58	0,01
Talla a los 15 días (cm)	49,3 (1,92)	−0,03	0,84	−0,19	0,17
Índice ponderal al nacer (g/cm³ × 100)	2,52 (0,33)	2,28	0,007	−1,61	0,08
Talla para la edad a los 3 años (valor *z*)	−2,49 (0,92)	0,17	0,55	−0,37	0,22

[a]Cada variable antropométrica independiente se incluyó en un modelo separado junto con la edad gestacional, la medición de la edad tomada en la infancia, el poblado de residencia, la edad y las condiciones socioeconómicas en la edad adulta y la paridad.
[b]Cada variable antropométrica independiente se incluyó en un modelo separado junto con la edad gestacional, la medición de la edad tomada en la infancia, el poblado de residencia, la edad y las condiciones socioeconómicas en la edad adulta, la paridad y el porcentaje de grasa corporal.
[c]Desviación estándar.
[d]Probabilidad.
Fuente: Schroeder DG, et al. (*58*).

En conclusión, en este estudio prospectivo se observó que los guatemaltecos que habían sufrido retardo del crecimiento en la niñez tenían más gordura abdominal medida por la proporción entre la cintura y las caderas en la edad adulta, una vez controlada la gordura general (es decir, el índice de masa corporal). Los análisis de las mujeres indicaron que la deficiencia de la nutrición intrauterina era un factor de predicción más importante de la mayor gordura abdominal que la deficiencia del crecimiento posnatal.

RECOMENDACIONES PARA EL DISEÑO DE FUTURAS INVESTIGACIONES

Como se señaló repetidamente más arriba, una de las razones por la que la hipótesis de los orígenes fetales sigue siendo un tema polémico, es el uso frecuente de diseños de estudio relativamente débiles para probarla. Por supuesto, se necesitan estudios metodológicamente superiores para resolver ese debate. Es indispensable realizar estudios bien diseñados en los países en desarrollo, incluso en los de América Latina. Las características óptimas de esos estudios se esbozan a continuación:

- La población objeto de investigación debe ser una cohorte seguida en forma prospectiva desde las etapas vitales tempranas hasta la edad adulta.
- La cohorte debe haber sufrido una gama de privaciones en la primera infancia: desde un grado extremo a nada.
- La cohorte debe tener movilidad social o geográfica (por ejemplo, poblaciones migrantes).
- Es preciso acopiar información detallada sobre los factores biológicos, los determinantes sucesivos del crecimiento deficiente en la infancia y los factores de riesgo de enfermedades crónicas en la edad adulta.
- Se debe disponer de varias mediciones de la clase social en la infancia para entender los factores básicos determinantes del crecimiento deficiente.
- Se deben acopiar datos precisos y extensos sobre las posibles variables de confusión en la edad adulta (clase social, tabaquismo, grado de actividad, régimen de alimentación y otros).

CONCLUSIONES Y REPERCUSIONES PARA AMÉRICA LATINA

En esta reseña se encontró en forma sistemática una relación entre los indicadores de la deficiencia del crecimiento intrauterino y la enfermedad cardiovascular, y ciertas clases de factores de riesgo de esta última (por ejemplo, hipertensión arterial y diabetes no insulinodependiente, o ambos). La evidencia sobre resultados tales como la obesidad es más variada. Sin embargo, los problemas metodológicos con esos estudios, tales como la amplia gama de indicadores del crecimiento fetal empleados y la dificultad para controlar los efectos de confusión en la situación de las personas adultas, exigen una cuidadosa interpretación de esas relaciones.

También es importante señalar que la mayoría de los estudios epidemiológicos en los que se ha examinado esa hipótesis se han realizado en países industrializados del mundo occidental. Sin embargo, en un estudio llevado a cabo en Jamaica (61) y en nuestro análisis de Guatemala, se han encontrado resultados aparentemente compatibles con los de los países industrializados. Se necesitan con urgencia otros estudios adicionales bien diseñados que cumplan con las condiciones ya señaladas.

Si, después de un estudio más detenido, la hipótesis de los orígenes fetales resulta ser válida, las repercusiones para América Latina serán de amplio alcance (62, 63). Los niveles de pobreza y desnutrición que todavía sufren grandes sectores de América Latina, junto con los extraordinarios cambios de los patrones de alimentación y el modo de vida que ocurren con el acelerado grado de desarrollo económico y la urbanización, indicarían que las tasas de enfermedad cardiovascular aumentarán de modo drástico en América Latina en los próximos decenios. Para evitar esa epidemia de enfermedad cardiovascular será necesario proporcionar nutrición adecuada durante el período de crecimiento fetal y de la primera infancia y, a la vez, prevenir la obesidad y otros factores de riesgo de enfermedad cardiovascular en la edad adulta. Conviene asignar máxima prioridad a la formulación de estrategias eficaces para hacer frente a esos dos períodos de riesgo en forma simultánea.

REFERENCIAS

1. Bobadilla JL, et al. The epidemiologic transition and health priorities. En: Jamison DT, Mosley WH, Measham AR, et al., eds. *Disease control priorities in developing countries*. Oxford: Oxford University Press; 1993:51–63.
2. Popkin BM. The nutrition transition in low-income countries: an emerging crisis. *Nutr Rev* 1994;52:285–298.
3. Monteiro CA, Mondini L, Medeiros de Souza AL, Popkin BM. The nutrition transition in Brazil. *Eur J Clin Nutr* 1995;49(2):105–113.
4. Walker ARP. Nutrition-related diseases in Southern Africa: with special reference to urban African populations in transition. *Nutrition Research* 1995;15(7):1053–1094.
5. Ramirez-Sandoval MR, Sibrián R, Delgado HL. Dieta y salud en Latinoamérica y el Caribe [monografía]. Guatemala; junio 1995.
6. Kermack WO, McKendrick AG, McKinlay PL. Death-rates in Great Britain and Sweden. Some general regularities and their significance. *Lancet* 1934;i:698–703.
7. Rose G. Familial patterns in ischaemic heart disease. *Br J Prev Soc Med* 1964;18:75–80.
8. Forsdahl A. Are poor living conditions in childhood and adolescence an important risk factor for arteriosclerotic heart disease? *Br J Prev Soc Med* 1977;31:91–95.
9. Leon DA. Fetal growth and adult disease. Presentado a: IDECG/IUNS Workshop on Causes and Consequences of Intrauterine Growth Retardation. Baton Rouge; noviembre 1996. [En prensa].
10. Paneth N, Susser M. Early origin of coronary heart disease (the "Barker hypothesis") [editorial]. *BMJ* 1995;310:411–412.
11. Elford J, Whincup P, Shaper AG. Early life experience and cardiovascular disease: longitudinal and case-control studies. *Int J Epidemiol* 1991;20:833–844.
12. Elo IT, Preston SH. Effects of early-life conditions on adult mortality: a review. *Pop Index* 1992;58:186–212.
13. Yarnell JWG, Limb ES, Layzell JM, Baker IA. Height: a risk marker for ischaemic heart disease: prospective results from the Caerphilly and Speedwell heart disease studies. *Eur Heart J* 1992;13:1602–1605.
14. Palmer JR, Rosenberg L, Shapiro S. Stature and the risk of myocardial infarction in women. *Am J Epidemiol* 1990;132:27–32.
15. Leon DA, Davey Smith G, Shipley M, Strachan DP. Adult height and mortality in London: early life, socio-economic confounding or shrinkage? *J Epidemiol Community Health* 1995;49:5–9.
16. Rich Edwards JW, Manson JE, Stampfer MJ, et al. Height and the risk of cardiovascular disease in women. *Am J Epidemiol* 1995;142:909–917.
17. Fogel RW. Economic growth, population theory, and physiology: the bearing of long-term processes on the making of economic policy. *Am Econ Rev* 1994;84:369–395.
18. Barker DJP, Winter PD, Osmond C, Margetts B, Simmonds SJ. Weight in infancy and death from ischaemic heart disease. *Lancet* 1989;i:577–580.
19. Osmond C, Barker DJP, Winter PD, et al. Early growth and death from cardiovascular disease in women. *BMJ* 1993;307:1519–1524.
20. Barker DJP, Osmond C, Law CM. The intrauterine and early post neonatal origins of cardiovascular disease and chronic bronchitis. *J Epidemiol Community Health* 1989a;43:237-40.
21. Barker DJP. *Fetal and infant origins of adult disease*. London: British Medical Journal Books; 1992.
22. Barker DJP. *Mothers, babies and disease in later life*. London: British Medical Journal Books; 1994.
23. Reaven GM. Role of insulin resistance in human disease. *Diabetes* 1988;37:1595–1607.
24. Barker DJP, Osmond C, Golding J, et al. Growth in utero, blood pressure in childhood and adult life, and mortality from cardiovascular disease. *BMJ* 1989;298:564–567.
25. Barker DJP, Bull AR, Osmond C, et al. Fetal and placental size and risk of hypertension in adult life. *BMJ* 1990;301:259–262.
26. Law CM, de Swiet M, Osmond C, Fayers PM, Barker DJP, Cruddas AM, et al. Initiation of hypertension in utero and its amplification throughout life. *BMJ* 1993;306:24–27.
27. Law CM, Shiell AW. Is blood pressure inversely related to birth weight? The strength of evidence from a systematic review of the literature. *J Hypertens* 1996;14:935–941.
28. Soothill PW, Ajayi RA, Nicolaides KN. Fetal biochemistry in growth retardation. *Early Hum Dev* 1992;29:91–97.
29. Benediktsson R, Lindsay RS, Noble J, Seckl JR, Edwards CRW. Glucocorticoid exposure in utero: new model from adult hypertension. *Lancet* 1993;341:339–341.
30. Phipps K, Barker DJP, Hales CN, et al. Fetal growth and impaired glucose tolerance in men and women. *Diabetologia* 1993;36:225–228.
31. Robinson S, Walton RJ, Clark PM, et al. The relation of fetal growth to plasma glucose in young men. *Diabetologia* 1992;35:444–446.

32. Brown DC, Burne CD, Clark PMS, et al. Height and glucose tolerance in adults. *Diabetologia* 1991;34:531–533.
33. Hales CN, Barker DJP, Clark PMS, Cox LJ, Fall C, Osmond C, et al. Fetal and infant growth and impaired glucose tolerance at age 64. *BMJ* 1991;303:1019–1022.
34. Hales CN, Barker DJP. Non-insulin dependent (type II) diabetes mellitus: thrifty phenotype hypothesis. En: Barker DJP, ed. *Fetal and infant origins of adult disease*. London: British Medical Journal Books; 1992:258–272.
35. Barker DJP, Hales CN, Fall CHD, et al. Type 2 (non-insulin-dependent) diabetes mellitus, hypertension and hyperlipidemia (syndrome X): relation to reduced fetal growth. *Diabetologia* 1993;36:62–67.
36. McKeigue PM. Diabetes and insulin action. En: Kuh D, Ben-Shlomo Y, eds. *Lifecourse influences on adult disease*. Oxford: Oxford University Press; 1997.
37. Van Assche FA, DePrins F, Aerts L, Verjans M. The endocrine pancreas in the small-for-dates infants. *Br J Obstet Gynaecol* 1977:84;751–753.
38. Barker DJP, Martyn CN, Osmond C, Hales CN, Fall CH. Growth in utero and serum cholesterol concentrations in adult life. *BMJ* 1993;307:1524–1527.
39. Fall CHD, Osmond C, Barker DJP, Clark PMS, Hales CN, Stirling Y, et al. Fetal and infant growth and cardiovascular risk factors in women. *BMJ* 1995;310: 428–432.
40. Kolacek S, Kapetanovic T, Zimolo A, Luzar V. Early determinants of cardiovascular risk factors in adults. A. Plasma lipids. *Acta Paediatr* 1993;82:699–704.
41. Bjorntrop P. The associations between obesity, adipose tissue distribution and disease. *Acta Med Scand* 1988;723(Suppl):121–134.
42. Dietz WH. Critical periods in childhood for the development of obesity. *Am J Clin Nutr* 1994;59:955–959.
43. Ravelli GP, Stein ZA, Susser MW. Obesity in young men after famine exposure in utero and early infancy. *N Engl J Med* 1976;295:349–353.
44. Law CM, Barker DJP, Osmond C, Fall CH, Simmonds SJ. Early growth and abdominal fatness in adult life. *J Epidemiol Community Health* 1992;46:184–186.
45. Martorell R, Mendoza FS, Castillo RO, Pawson IG, Budge CC. Short and plump physique of Mexican-American children. *Am J Phys Anthropol* 1987;73:475–487.
46. Trowbridge FL, Marks JS, Lopez de Romana L, et al. Body composition of Peruvian children with short stature and high weight-for-height. II: Implications for the interpretation for weight-for-height as an indicator of nutritional status. *Am J Clin Nutr* 1987;46: 411–418.
47. Popkin BM, Richards MK, Montiero C. Stunting is associated with overweight in children of four nations that are undergoing the nutrition transition. *J Nutr* 1996;126:3009–3016.
48. Harris PM, Widdowson EM. Deposition of fat in the body of the rat during rehabilitation after early undernutrition. *Br J Nutr* 1978;39;201–211.
49. Jones AP, Friedman MI. Obesity and adipocyte abnormalities in offspring of rats undernourished during pregnancy. *Science* 1982;215:1518–1519.
50. Jones AP, Simson EL, Friedman MI. Gestational undernutrition and the development of obesity in rats. *J Nutr* 1984;114:1484–1492.
51. Fiorotto ML, Davis TA, Scholknecht P, Mersmann HJ, Pond WG. Both maternal over- and undernutrition during gestation increase the adiposity of young adult progeny in rats. *Obes Res* 1995;3:131–141.
52. Valdez R, Athens MA, Thompson GH, Bradshaw BS, Stern MP. Birthweight and adult health outcomes in a biethnic population in the USA. *Diabetologia* 1994;37:624–631.
53. Allison DB, Paultre F, Hemsfield SB, Pi-Sunyer FX. Is the intra-uterine period really a critical period for the development of adiposity? *Int J Obes Relat Metab Disord* 1995;19:397–402.
54. Walther FJ. Growth and development of term disproportionate small-for-gestational age infants at the age of 7 years. *Early Hum Dev* 1988;18:1–11.
55. Westwood M, Kramer MS, Munz D, Lovett JM, Watters GV. Growth and development of full-term nonasphyxiated small-for-gestational-age newborns: Follow-up through adolescence. *Pediatrics* 1983;71:376–382.
56. Paz I, Seidman DS, Danon YL, Laor A, Stevenson DK, Gale R. Are children born small for gestational age at increased risk for short stature? *Am J Dis Child* 1993;147:337–339.
57. Kramer MS, Olivier M, McLean FH, Willis DM, Usher RH. Impact of intrauterine growth retardation and body proportionality on fetal and neonatal outcome. *Pediatrics* 1990;86(5):707–713.
58. Schroeder DG, Martorell R, Flores R. Infant and child growth and fatness and fat distribution in Guatemalan adults. *Am J Epidemiol* 1999;149(2):177–185.
59. Martorell R, Habicht J-P, Rivera JA. History and design of the INCAP longitudinal study (1969–1977) and its follow-up (1988–1989). *J Nutr* 1995;125(4S):1027S–1041S.
60. Frisancho AR. New standards of weight and body composition by frame size and height for assessment of nutritional status of adults and the elderly. *Am J Clin Nutr* 1984;40:808–819.
61. Forrester TE, Wilks RJ, Bennett FI, Simeon D, Osmond C, Allen M, et al. Fetal growth and cardiovascular risk factors in Jamaican schoolchildren. *BMJ* 1996; 312(7024):156–160.
62. Feachem RGA, Kjellstrom T, Murray CJL, et al., eds. *The health of adults in the developing world*. Oxford: Oxford University Press; 1992.
63. Jamison DT, Mosley WH, Measham AR, et al. *Disease control priorities in developing countries*. Oxford: Oxford University Press; 1993.

LA OBESIDAD EN LA ADOLESCENCIA

Manuel A. Amador[†1]

INTRODUCCIÓN

La adolescencia es sumamente vulnerable a los factores ambientales, en particular los relacionados con la alimentación y la nutrición. A su vez, el comienzo y el ritmo del desarrollo sexual pueden influir en el consumo de alimentos. En un estudio longitudinal de niños holandeses, Post y Kemper (1) observaron que la maduración biológica que se produce durante la adolescencia afecta el consumo alimentario: los individuos que maduraban temprano consumían menos cantidad de energía y proteínas por kilogramo de peso corporal que los que maduraban tarde, pero eran más gruesos en la edad adulta; por otra parte, una maduración tardía coincidía con un equilibrio más apropiado de la energía durante los años de la pubertad (2). Así, los indicadores de una nutrición inadecuada pueden reflejar interacciones complejas entre las necesidades nutricionales, los factores ambientales y los valores sociales del consumo de alimentos (2). Por ejemplo, la ingestión diaria total de alimentos poco variados y el consumo alto de sodio afectan la ingesta diaria de nutrientes en los adolescentes (3).

El comportamiento alimentario del adolescente está influido, por un lado, por los hábitos familiares, la mayor vinculación social con sus pares y la creciente preocupación acerca de la imagen corporal y, por el otro, por las necesidades de energía alimentaria. Truswell (4) señala 10 factores que caracterizan ese comportamiento: 1) omisión de comidas, especialmente el desayuno; 2) consumo de confituras y alimentos dulces; 3) ingestión de alimentos de preparación rápida; 4) consumo de alimentos no convencionales; 5) inicio del hábito de consumir bebidas alcohólicas; 6) consumo excesivo de bebidas gaseosas u otros refrescos; 7) preferencia o aversión por determinados alimentos; 8) consumo de cantidades altas de energía; 9) consumo inadecuado de algunos nutrientes; 10) práctica de "dietas" para reducir el peso.

Con respecto a la omisión del desayuno o el consumo de un desayuno inadecuado, varios estudios indican que esos comportamientos pueden conducir a insuficiencias alimenticias que rara vez se compensan con las otras comidas (5–7). La ingestión reducida de determinados nutrientes como consecuencia de un régimen de alimentación distorsionado, en particular, de hierro, cinc, calcio y vitamina A, puede favorecer la aparición de carencias marginales o provocar trastornos por deficiencias específicas. En un estudio realizado en Nueva Zelandia, casi la mitad de las adolescentes ingerían diariamente menos de 70% del volumen de calcio recomendado, y más de un tercio de todos los adolescentes encuestados ingerían diariamente menos de 70% de los volúmenes de cinc y vitamina B_6 recomendados (8).

[1] Instituto de Nutrición e Higiene de los Alimentos, La Habana, Cuba.

El curso de la obesidad desde la niñez hasta la edad adulta (*9, 10*) y el riesgo asociado de padecer enfermedades crónicas no transmisibles, destacan la importancia de las medidas preventivas durante la pubertad: a medida que una mayor cantidad de individuos se tornan obesos en edades tempranas, crece la repercusión de la obesidad como problema de salud pública. Sin embargo, el problema puede solucionarse porque la mayoría de los numerosos factores relacionados con el desarrollo de la obesidad durante la primera infancia, la niñez y la adolescencia (*11*) son susceptibles a las intervenciones de carácter preventivo.

CAMBIOS EN LA ADIPOSIDAD Y EN LA DISTRIBUCIÓN DE LA GRASA DURANTE LA PUBERTAD

Los cambios en la adiposidad y la distribución de la grasa durante la pubertad son característicos de la variabilidad biológica humana y se originan en las interacciones entre los factores genéticos y los ambientales que ocurren durante el crecimiento. Aunque el conocimiento de los mecanismos causales de esas interacciones y el papel que desempeñan en cada cambio estructural y funcional es todavía muy incompleto (*12–14*), se sabe que hay una estrecha relación entre la maduración sexual y los cambios en la grasa corporal. En general, los adolescentes que maduran más temprano suelen ser más gruesos (*15, 16*); también suelen ser más gruesos los que tuvieron una reacción temprana de adiposidad en la niñez (*17*); asimismo, la madurez temprana de los adolescentes está vinculada con un porcentaje mayor de grasa en el tronco (*18*). Por otro lado, varios estudios demostraron que los niños y las niñas más gruesos son más altos y alcanzan la madurez somática y sexual antes que los más delgados (*19–23*), y otra hipótesis aún no confirmada sostiene que el inicio de la menarquía en las niñas depende de que tengan cierta cantidad de grasa corporal (*24, 25*).

Amador et al. (*26*) estudiaron la asociación del índice de masa corporal (IMC) al año de edad y a los 4, 6 y 12 años, con la evolución del proceso de crecimiento y con la estatura alcanzada a los 14 años. Los resultados sugieren que el IMC en las distintas edades y la estatura alcanzada a los 14 años se relacionan con el proceso de crecimiento y que esa asociación tiene un componente directo y otro indirecto mediado por el desarrollo puberal. Otro estudio de los mismo casos (*27*) también señaló una asociación entre el peso al nacer y la estatura a los 14 años.

EL ADOLESCENTE OBESO

La obesidad es uno de los trastornos nutricionales más comunes en la adolescencia y, a diferencia de otros trastornos que afectan la salud, tiene mayores consecuencias adversas en los planos individual, económico y social (*28*). El elevado aporte de energía que proveen las grasas (*29, 30*) puede producir un desequilibrio energético que aumenta la acumulación de grasa corporal, especialmente en aquellos individuos genéticamente predispuestos (*31*). El aumento de la incidencia de la obesidad durante la pubertad, la tendencia en ambos sexos a presentar una distribución de grasa androide o centralizada (*32, 33*) y la alta probabilidad de que la obesidad persista después de la adolescencia, tienen efectos importantes sobre la salud pues aumentan el riesgo de morbilidad y mortalidad por enfermedades crónicas no transmisibles (*10, 15, 32, 34*).

Dado que los fenómenos que ocurren en la pubertad están relacionados estrechamente con el desarrollo de la adiposidad, la restricción de energía es un método ineficaz y peligroso para controlar el peso corporal (*35*). Con el fin de evaluar el aporte de energía y de nutrientes, y su adecuación a las recomendaciones cubanas (*36*), en 1992 Borroto et al. (*29*) parearon, según sexo, edad y estatura, a 40 adolescentes (20 varones y 20 mujeres) con obesidad moderada y edades entre 10,7 a 12,7 años, con 40 adolescentes no obesos, todos alumnos de dos escuelas del municipio Boyeros en Ciudad de La Habana. Cada adolescente fue sometido a una evaluación clínica y antropométrica, se analizó su perfil de lípidos séricos (colesterol total, colesterol HDL, colesterol LDL + VLDL y triglicéridos) y se registraron los alimentos que ingirió durante tres días (36). Además, se registró la media de la distribución proporcional de energía para cada nutriente y para cada comida. El Cuadro 1 presenta los resultados de la caracterización clínica, antropométrica y bioquímica, y el Cuadro 2 presenta la caracterización según el aporte y la distribución de la energía alimentaria. Solo seis adolescentes obesos, cuatro varones y dos mujeres, tuvieron una ingesta de energía superior a 110% de los valores recomendados; en contraste, la adecuación del aporte de energía de todos los sujetos no obesos estuvo dentro del margen de 91%–110%. Además, los sujetos obesos mostraron niveles más altos de colesterol total y niveles más bajos de colesterol HDL, las adolescentes obesas tuvieron niveles mayores de triglicéridos séricos, y los adolescentes obesos consumieron una proporción mayor de energía en forma de proteínas y grasas que los consumidos por los no obesos. En ambos grupos, la ingestión de energía por comida fue considerablemente alta en la comida vespertina (cena) y considerablemente baja en el desayuno. El Cuadro 3 muestra las estadísticas descriptivas sobre el aporte de las vitaminas y los minerales: en todos los grupos se observaron niveles bajos de folato, niacina, piridoxina y vitamina E, pero los niveles de folato y piridoxina fueron más bajos en los obesos de ambos sexos, los niveles de vitamina E fueron más bajos en las mujeres obesas y los niveles de niacina fueron más bajos en los varones obesos. También fue baja la ingestión de hierro, cinc y cobre y, aunque la ingestión de calcio se acercó mas a los niveles recomendados, fue significativamente inferior en los obesos de ambos sexos.

OBESIDAD Y MORBILIDAD EN LA ADOLESCENCIA Y EN LA EDAD ADULTA

Uno de los aspectos más importantes sobre la obesidad se refiere a la posibilidad de prevenir o reducir durante la adolescencia los factores de riesgo para la salud asociados con el exceso de grasa. Como lo demuestra un estudio realizado en el Reino Unido que incluyó a una gran cohorte nacional de individuos desde el nacimiento hasta los 36 años (37), aunque la magnitud y la edad del inicio de la obesidad influyen en la probabilidad de que el trastorno persista hasta la edad adulta, el valor predictivo de la obesidad en la niñez es escaso (38). Sin embargo, el riesgo aumenta cuando hay exceso de grasa desde la pubertad (39) y aumenta aún más cuando los individuos tienen predisposición genética.

La identificación del segmento de la población con predisposición genética permite orientar las medidas de prevención apropiadas. Estudios realizados en gemelos señalaron que, a los 10 u 11 años de edad, más de 70% de la variación en el peso para la estatura o en el espesor de la grasa subcutánea puede explicarse por factores genéticos (40, 41). Además, hay algunos factores ambientales que actúan en etapas tempranas de la vida y pueden constituirse en factores de riesgo para la edad adulta; por ejemplo, el bajo o el alto peso al nacer (42) o la nutrición deficiente durante los primeros dos trimestres de vida intrauterina (43). También se ha relacionado el crecimiento temprano con la distribución de la grasa en determinadas zonas del cuerpo en la vida adulta. Por su parte, las medidas de la adiposidad también son buenos predictores de los factores de riesgo de las enfermedades cardiovasculares y la hipertensión.

La distribución de la grasa corporal al final de la adolescencia también se asocia con algunos indicadores de morbilidad. En ese sentido, Himes y Dietz (44) propusieron puntos de corte para el IMC que pueden incluirse como parte del examen de rutina de los adolescentes: los sujetos con valores del IMC

CUADRO 1. Medias, desviaciones estándar y resultados del análisis de varianza por variables clínico-antropométricas y bioquímicas, Cuba, 1992.

Variable	Varones No obesos (n=20) $\bar{x}$	DE	Varones Obesos (n=20) $\bar{x}$	DE	Mujeres No obesas (n=20) $\bar{x}$	DE	Mujeres Obesas (n=20) $\bar{x}$	DE	Análisis de la varianza (F) Total	No obesos/obesos Varones	No obesos/obesos Mujeres	Varones/Mujeres No obesos	Varones/Mujeres Obesos
Edad cronológica (años)	12,08	0,53	12,04	0,51	11,48	0,50	11,48	0,49	1,55^{ns}	0,72^{ns}	0,00^{ns}	1,62^{ns}	1,64^{ns}
Peso corporal (kg)	36,60	4,95	53,26	5,79	41,68	7,62	64,58	8,95	112,60***	15,22***	17,46***	1,58^{ns}	5,02**
Talla (cm)	146,42	5,67	146,47	5,73	148,62	6,02	148,71	6,05	1,65^{ns}	1,06^{ns}	1,16^{ns}	1,63^{ns}	1,61^{ns}
Grado de maduración	3,80	0,41	3,60	0,50	3,95	0,22	3,90	0,31	2,58*	1,62^{ns}	1,24^{ns}	1,77*	1,92*
Circunferencia braquial (cm)	20,17	1,25	28,88	1,27	20,77	1,59	31,26	2,46	216,02***	258,41***	374,39***	19,35^{ns}	1,27^{ns}
Pliegue cutáneo de tríceps (mm)	6,52	0,67	23,48	2,94	9,94	1,33	24,20	3,07	328,07***	566,71***	400,63***	1,02^{ns}	23,04***
Pliegue cutáneo de bíceps (mm)	3,33	0,59	15,11	2,86	5,02	0,70	15,45	3,07	182,19***	303,86***	238,21***	0,25^{ns}	6,25^{ns}
Pliegue cutáneo subescapular (mm)	6,42	0,81	23,77	3,31	9,32	1,98	23,41	2,02	342,02***	614,33***	405,15***	0,26^{ns}	17,16***
Pliegue cutáneo suprailíaco (mm)	5,22	0,53	24,21	2,57	8,30	1,37	25,88	2,07	695,71***	1.105,63***	946,99***	8,49^{ns}	29,08***
Pliegue cutáneo a media pantorrilla (mm)	7,27	0,72	18,59	1,96	8,51	0,81	18,78	2,79	244,08***	399,90***	329,16***	0,11^{ns}	4,79^{ns}
Peso corporal graso (kg)	7,31	1,12	17,46	2,03	10,65	2,67	22,32	3,93	129,85***	147,07***	194,52***	33,73***	15,90***
Peso graso relativo (%)	20,08	2,46	32,27	1,80	25,05	2,66	35,03	1,97	182,81***	293,03***	196,33***	15,06***	48,83***
Peso corporal magro (kg)	29,28	4,29	36,52	4,75	31,03	5,09	41,35	5,78	24,03***	20,91***	42,53***	9,33***	1,22^{ns}
Índice de masa corporal (kg/m²)	16,99	1,29	25,09	1,17	18,71	2,22	28,68	2,71	156,15***	171,46***	260,21***	33,72^{ns}	7,68^{ns}
Índice energía/proteína	1,330	0,063	1,811	0,058	1,530	0,052	1,771	0,064	284,19***	652,24***	164,28***	4,47^{ns}	112,52***
Índice de sustancia activa	0,93	0,05	1,15	0,04	0,94	0,06	1,27	0,10	123,67***	111,61***	240,37***	30,85^{ns}	0,38^{ns}
Colesterol total (mmol/l)	4,79	0,70	5,72	0,69	4,69	0,55	5,02	0,86	8,71***	17,40***	2,20*	9,90***	0,21^{ns}
Colesterol HDL (mmol/l)	1,19	0,14	0,90	0,21	1,26	0,09	1,00	0,21	19,33***	29,26***	23,49***	3,62*	1,79*
Colesterol LDL + VLDL (mmol/l)	1,34	0,10	1,39	0,24	1,23	0,09	1,25	0,17	4,35**	0,83^{ns}	0,25^{ns}	7,04**	5,01**
Triglicéridos (mmol/l)	1,09	0,12	1,13	0,12	1,09	0,11	1,14	0,11	1,17^{ns}	1,18^{ns}	2,33*	0,09^{ns}	0,02^{ns}

*$p < 0,05$; **$p < 0,01$; ***$p < 0,001$; ^{ns} = no significativo.
Fuente: Borroto JM, et al. (29).

CUADRO 2. Medias, desviaciones estándar y resultados del análisis de varianza por aporte y distribución de energía alimentaria, Cuba, 1992.

Variable	Varones				Mujeres				Total	Análisis de la varianza (F)			
	No obesos (n=20)		Obesos (n=20)		No obesas (n=20)		Obesas (n=20)			No obesos/obesos		Varones/Mujeres	
	x̄	DE	x̄	DE	x̄	DE	x̄	DE		Varones	Mujeres	No obesos	Obesos
Aporte diario de energía (kcal)	2.341,10	181,57	2.388,09	268,61	2.143,30	296,66	2.222,13	300,29	3,51**	0,31ns	0,87ns	3,88*	5,52**
Adecuación del aporte de energía (%)	100,82	3,75	104,09	9,87	97,88	4,11	101,24	5,14	3,33**	2,76*	2,91*	2,09*	2,23*
Consumo diario de energía según nutriente													
Proteínas (%)	10,81	0,99	14,18	2,45	10,82	0,84	14,62	1,61	33,79***	44,47***	56,51***	0,75ns	0,01ns
Carbohidratos (%)	63,96	1,92	51,36	4,21	63,87	2,23	46,69	4,00	146,13***	149,59***	130,35***	20,55***	0,01ns
Grasas (%)	25,23	1,37	34,38	3,63	25,31	1,68	38,45	3,56	115,75***	109,71***	229,02***	21,71***	0,01ns
Consumo diario de energía según comida													
Desayuno (%)	12,80	1,51	11,00	4,93	12,90	1,62	11,40	5,91	1,22ns	1,97*	1,64ns	0,06ns	0,01ns
Merienda (%)	20,52	2,44	18,32	5,11	21,62	2,73	17,42	4,12	5,31***	2,95*	0,63ns	1,19ns	1,24ns
Almuerzo (%)	27,24	2,72	28,64	5,20	27,00	1,91	28,33	3,70	0,97ns	1,54ns	1,29ns	0,06ns	0,02ns
Cena (%)	39,71	3,64	42,10	5,52	38,44	2,63	42,93	7,94	2,91**	3,64*	4,94**	0,18ns	0,01ns

*p < 0,05; **p < 0,01; ***p < 0,001; ns = no significativo.
Fuente: Borroto JM, et al. (29).

CUADRO 3. Estadísticas descriptivas y resultados del análisis de la varianza del aporte de vitaminas y minerales, Cuba, 1992.

Variable		Varones				Mujeres				Análisis de la varianza (F)				
		No obesos (n=20)		Obesos (n=20)		No obesas (n=20)		Obesas (n=20)		Total	No obesos/obesos		Varones/Mujeres	
		$\bar{x}$	DE	$\bar{x}$	DE	$\bar{x}$	DE	$\bar{x}$	DE		Varones	Mujeres	No obesos	Obesos
Vitamina A	Aporte diario (g)	764,49	141,09	686,03	161,17	760,38	84,84	697,21	143,77	1,84*	3,34*	2,16*	0,07ns	0,009ns
	Adecuado (%)	88,72	9,67	72,10	18,75	96,25	10,18	91,10	14,12	1,41ns	0,27ns	1,51ns	3,92	0,055ns
Vitamina C	Aporte diario (mg)	44,58	7,57	42,19	11,53	49,77	5,170	52,88	7,12	7,05***	0,86ns	1,45ns	17,09***	4,02**
	Adecuado (%)	100,47	8,15	87,22	22,77	100,47	9,15	106,71	13,5	6,25***	1,02ns	1,63ns	15,84***	2,87*
Tiamina	Aporte diario (mg)	0,82	0,15	0,74	0,13	0,82	0,15	0,82	0,14	0,71ns	1,66ns	0,00ns	1,25ns	0,02ns
	Adecuado (%)	93,03	10,20	81,15	13,26	93,02	10,19	94,24	15,24	5,50**	0,97ns	0,10ns	11,75***	4,52ns
Riboflavina	Aporte diario (mg)	1,16	0,16	1,16	0,19	1,16	0,16	1,19	0,15	0,25ns	0,01ns	0,58ns	0,50ns	0,03ns
	Adecuado (%)	96,32	7,12	92,09	13,16	96,31	7,12	100,15	12,02	2,60*	0,05ns	1,40ns	6,17**	1,17ns
Folato	Aporte diario (mg)	244,47	58,97	210,12	53,62	244,47	58,97	221,98	61,88	2,41*	5,49**	1,68*	0,47ns	0,13ns
	Adecuado (%)	63,93	11,32	57,98	13,92	63,93	11,32	56,63	14,38	4,29**	3,54*	0,12ns	0,18ns	1,66ns
Niacina	Aporte diario (mg)	10,29	1,54	9,73	2,74	10,29	1,54	9,48	1,62	3,11**	5,93***	1,50ns	0,13ns	2,48*
	Adecuado (%)	70,74	9,27	64,13	15,56	74,74	9,27	65,98	9,86	3,46**	8,54***	1,62ns	0,25ns	1,33ns
Piridoxina	Aporte diario (mg)	1,24	0,22	1,15	0,24	1,52	0,20	1,31	0,25	9,88***	1,64ns	9,19***	4,79*	15,54***
	Adecuado (%)	72,17	12,02	66,74	13,67	85,96	10,85	73,53	14,11	8,14***	1,82*	9,53***	2,85*	11,74***
Vitamina E	Aporte diario (mg)	6,10	0,94	5,80	1,31	6,83	0,88	6,37	1,28	3,05**	0,74ns	1,67ns	2,63*	4,20**
	Adecuado (%)	77,25	10,87	74,79	15,02	85,37	9,89	79,60	15,64	2,38*	0,35ns	1,93*	1,35ns	3,83*
Hierro	Aporte diario (mg)	11,23	2,32	10,20	3,01	11,23	2,32	11,11	2,69	1,07ns	3,11*	0,02ns	1,03ns	0,38ns
	Adecuado (%)	66,70	10,80	68,32	13,67	66,70	10,80	65,27	15,05	4,32***	6,10**	0,13ns	0,61ns	8,33**
Cinc	Aporte diario (mg)	9,88	1,71	8,80	2,02	9,88	1,71	9,69	2,44	1,44ns	3,59*	0,09ns	1,89*	0,05ns
	Adecuado (%)	68,55	10,66	67,93	15,63	68,55	10,66	67,11	15,82	2,09*	4,04*	0,12ns	0,04ns	3,46*
Calcio	Aporte diario (mg)	978,04	182,69	901,42	169,67	1110,24	158,97	1.040,55	181,03	5,27**	1,95*	1,62ns	6,44**	5,82**
	Adecuado (%)	92,97	10,79	86,00	13,34	95,62	8,46	92,97	10,79	3,15*	4,34*	3,49*	1,01ns	0,63ns
Cobre	Aporte diario (mg)	1,57	0,21	1,48	0,37	1,43	0,27	1,57	0,21	1,71*	0,81ns	0,45ns	1,64ns	2,27*
	Adecuado (%)	78,53	10,64	74,22	18,46	71,51	14,02	78,53	10,63	1,63*	0,81ns	0,45ns	1,52ns	2,14*

*$p < 0,05$; **$p < 0,01$; ***$p < 0,001$; ns = no significativo.
Fuente: Borroto JM, et al. (29).

ubicados entre el percentil 85 y el 90 deben considerarse en situación de riesgo y enviarse a un segundo nivel de estudio en el cual se incorporen los antecedentes familiares, el examen de la presión arterial y el nivel del colesterol total. Si esos factores de riesgo están presentes, el adolescente debe recibir asistencia médica.

CONCLUSIONES

- En el ámbito individual, las medidas preventivas de la obesidad en los adultos deben comprender la identificación de los riesgos genéticos y ambientales a los que están expuestos los adolescentes.
- La gran corpulencia o su tendencia a aumentar en la niñez, en especial cerca de la pubertad o durante la misma, requiere investigar para discernir si la causa es solamente el exceso de peso o si también hay un aumento de la grasa corporal.
- Los fenómenos de maduración durante la pubertad pueden contribuir a desarrollar un exceso de grasa, pero su conocimiento puede también orientar la búsqueda del tratamiento adecuado.
- La caracterización del obeso es esencial para la evaluación del diagnóstico, el tratamiento y el pronóstico.
- La obesidad puede coexistir con carencias específicas de determinados nutrientes que deben estudiarse y tratarse de inmediato.
- Los riesgos para la salud asociados con la obesidad pueden reducirse o prevenirse cuando disminuye el exceso de grasa.

REFERENCIAS

1. Post GB, Kemper HC. Nutrient intake and biological maturation during adolescence. The Amsterdam growth and health longitudinal study. *Eur J Clin Nutr* 1993 Jun;47(6):400–408.
2. Carruth BR. Adolescencia. En: Organización Panamericana de la Salud e Instituto Internacional de Ciencias de la Vida. *Conocimientos actuales sobre nutrición.* 6a ed. Washington, DC: OPS/ILSI-North America; 1991:375–384. (Publicación Científica 532).
3. Frank CG, Webber LS, Nicklas TA, Berenson GS. Sodium, potassium, calcium, magnesium, and phosphorus intakes in infants and children: Bogalusa Heart Study. *J Am Diet Assoc* 1988;88(7):801–807.
4. Truswell AS. ABC of nutrition. Children and adolescents. *Br Med J (Clin Res Ed)* 1985;291(6492):397–399.
5. Morgan KJ, Zabik ME, Stampley GL. Breakfast consumption patterns of US children and adolescents. *Nutr Res* 1986;6(6):635–646.
6. Hill GM, Greer LL, Link JE, Ellersleck MR, Dowdy RP. Influence of breakfast consumption patterns on dietary adequacy of young low income children. *FASEB J* 1991;5:A1644.
7. Nicklas TA, Bao W, Webber LS, Berenson GS. Breakfast consumption affects adequacy of total daily intake in children. *J Am Diet Assoc* 1993;93(8):886–891.
8. George JH, Brinsdon SC, Paulin JM, Aitken EF. What do young adolescent New Zealanders eat? Nutrient intakes of nationwide sample of Form 1 children. *N Z Med J* 1993;106(950):47–51.
9. Zack PM, Harlan WR, Leaverton PE, Cornoni-Huntley J. A longitudinal study of body fatness in childhood and adolescence. *J Pediatr* 1979; 95(1):126–130.
10. Must A, Jacques PF, Dallal GE, Bajema CJ, Dietz WH. Long-term morbidity and mortality of overweight adolescents. A follow-up of the Harvard Growth Study of 1922 to 1935. *N Engl J Med* 1992; 327(19):1350–1355.
11. Dietz WH Jr, Gordon JE. Obesity in infants, children and adolescents in the United States. II Causality. *Nutr Res* 1981;1:193–208.
12. Malina RM, Mueller WH, Bouchard C, Shoup RF, Lariviere G. Fatness and fat patterning among athletes at the Montreal Olympic Games, 1976. *Med Sci Sports Exerc* 1982;14(6):445–452.
13. Malina RM. Growth and maturation. En: Universidad Autónoma de México, ed. *Estudios de antropología biológica.* México, DF: UNAM; 1989:55–77.
14. Bogin B, Sullivan T. Socioeconomic status, sex, age and ethnicity as determinants of body fat distribution for Guatemalan children. *Am J Phys Anthropol* 1986;69(4):527–535.
15. Seidell JC, Bakx JC, De Boer E, Deurenberg P, Hautvast JG. Fat distribution of overweight persons in relation to morbidity and subjective health. *Int J Obes* 1985;9(5):363–374.
16. Garn SM, LaVelle M, Rosenberg KR, Hawthorne VM. Maturational timing as a factor in female fatness and obesity. *Am J Clin Nutr* 1986;43(6):879–883.
17. Frisancho AR, Flegel PN. Advanced maturation associated with centripetal fat pattern. *Hum Biol* 1982;54(4):717–727.
18. Rolland-Cachera MF, Deheeger M, Bellisle F, Sempe M, Guilloud-Bataille M, Patois E. Adiposity rebound in children: a simple indicator for predicting obesity. *Am J Clin Nutr* 1984;39(1):129–135.

19. Quaade F. *Obese children; anthropology and environment.* København: Dansk Videnskabs Forlag; 1955.
20. Garn SM, Haskell JA. Fat thickness and developmental status in childhood and adolescence. *Am J Dis Child* 1960;99:746-751.
21. Garn SM, Clark DC, Guire KE. Growth, body composition and development of obese and lean children. In: Winick M, ed. *Childhood Obesity.* New York: Wiley; 1975:23-46.
22. Wilkinson PW, Parkin JA, Pearlson J, Philips PR, Sykes P. Obesity in childhood: a community study in Newcastle upon Tyne. *Lancet* 1977;1(8007):350-352.
23. Amador M, Bacallao J, Hermelo M. Adiposity and growth: relationship of stature at fourteen years with relative body weight at different ages and several measures of adiposity and body bulk. *Eur J Clin Nutr* 1992;46(3):213-219.
24. Frisch RE, Revelle R. Height and weight at menarche and a hypothesis of critical body weights and adolescent events. *Science* 1970;169(943):397-399.
25. Frisch RE, Revelle R, Cook S. Components of weight at menarche and the initiation of the adolescent growth spurt in girls: estimated total water, lean body weight and fat. *Hum Biol* 1973;45(3):469-483.
26. Amador M, Bacallao J, Hermelo M. Body mass index at different ages and its asociation with height at age 14 and with the whole growing process. *Nutrition* 1996 Jun;12(6):416-422.
27. Bacallao J, Amador M, Hermelo M. The relationship of birthweight with height at 14 and with the growing process. *Nutrition* 1996;12(4):250-254.
28. Gortmaker SL, Must A, Perrin JM, Sobol AM, Dietz WH. Social and economic consequences of overweight in adolescence and young adulthood. *N Engl J Med* 1993;329(14):1008-1012.
29. Borroto JM, Ramos LT, Moroño M, Hermelo M, Bacallao J, Amador M. Ingreso energético en niños y adolescentes obesos. *Rev Cubana Pediatr* 1993; 65(3):165-174.
30. Räsänen L, Laitinen S, Stirkkinen R, Kimppa S, Viikari J, Uhari M, Pesonen E, Salo M, Akerblom HK. Composition of the diet of young Finns in 1986. *Ann Med* 1991;23(1):73-80.
31. Amador M, Hermelo MP, Peña M. Papel del pediatra en la prevención de la obesidad y sus efectos sobre la salud. *Rev Cubana Pediatr* 1988;60(6):862-876.
32. Krotkiewski M, Björtörp P, Sjöström L, Smith U. Impact of obesity on metabolism in men and women. Importance of regional adipose tissue distribution. *J Clin Invest* 1983;72(3):1150-1162.
33. Seidell JC, Cigollini M, Charzewska J, Ellsinger BM, diBiase G. Fat distribution in European women: a comparison of anthropometric measurements in relation to cardiovascular risk factors. *Int J Epidemiol* 1990;19(2):303-308.
34. Deutsch M, Mueller WH, Malina RM. Androgyny in fat patterning is associated with obesity in adolescents and young adults. *Ann Hum Biol* 1985;12(3):275-286.
35. Rees JM. Management of obesity in adolescence. *Med Clin North Am* 1990;74(5):1275-1292.
36. Porrata Maury C, Hernández Triana M, Argüelles Vázquez JM, Proenza González M. Recomendaciones nutricionales para la población cubana: resumen. *Rev Cubana Aliment Nutr* 1992;6(2):132-141.
37. Braddon FE, Rodgers B, Wadsworth ME, Davies JM. Onset of obesity in a 36 year birth cohort study. *Br Med J (Clin Res Ed)* 1986 Aug 2;293(6542):299-303.
38. Rolland-Cachera MF, Bellisle F. No correlation between adiposity and food intake: why are working class children fatter? *Am J Clin Nutr* 1986;44(6):779-787.
39. Sorensen TI, Sonne-Holm S. Risk in childhood of development of severe adult obesity: retrospective population-based case-cohort study. *Am J Epidemiol* 1988;127(1)104-113.
40. Brook CGD, Huntley RMC, Slack J. Influence of heredity and environment in determination of skinfold thickness in children. *Br Med J* 1975;2(5973): 719-721.
41. Bodurtha JN, Mosteller M, Hewitt JK. Genetic analysis of anthropometric measures in 11-year-old twins: the Medical College of Virginia Twin Study. *Pediat Res* 1990;28(1):1-4.
42. Ravelli GP, Stein ZA, Susser MW. Obesity in young men after famine exposure in utero and in early infancy. *New Eng J Med* 1976;295(7):349-353.
43. Barker DJ. Fetal origins of coronary heart disease. *BMJ* 1995;311(6998):171-174.
44. Himes JH, Dietz WH. Guidelines for overweight in adolescent preventive services: recommendations from an expert committee. The Expert Committee on Clinical Guidelines for Overweight in Adolescent Preventive Services. *Am J Clin Nutr* 1994;59(2):307-316.